我们身边的中药朋友

王立新 著　　雨燕 绘

科学技术文献出版社
SCIENTIFIC AND TECHNICAL DOCUMENTATION PRESS
·北京·

图书在版编目（CIP）数据

我们身边的中药朋友 / 王立新著；雨燕绘. —北京：科学技术文献出版社，2023.4（2025.1重印）
ISBN 978-7-5189-9944-6

Ⅰ.①我… Ⅱ.①王… ②雨… Ⅲ.①中药学—普及读物 Ⅳ.①R28-49

中国版本图书馆CIP数据核字（2022）第238040号

我们身边的中药朋友

策划编辑：王黛君　　责任编辑：张凤娇　　责任校对：张吲哚　　责任出版：张志平

出　版　者　科学技术文献出版社
地　　　址　北京市复兴路15号　邮编 100038
编　务　部　（010）58882938，58882087（传真）
发　行　部　（010）58882868，58882870（传真）
邮　购　部　（010）58882873
官方网址　www.stdp.com.cn
发　行　者　科学技术文献出版社发行　全国各地新华书店经销
印　刷　者　北京虎彩文化传播有限公司
版　　　次　2023年4月第1版　2025年1月第3次印刷
开　　　本　710×1000　1/16
字　　　数　101千
印　　　张　4.75
书　　　号　ISBN 978-7-5189-9944-6
定　　　价　49.80元

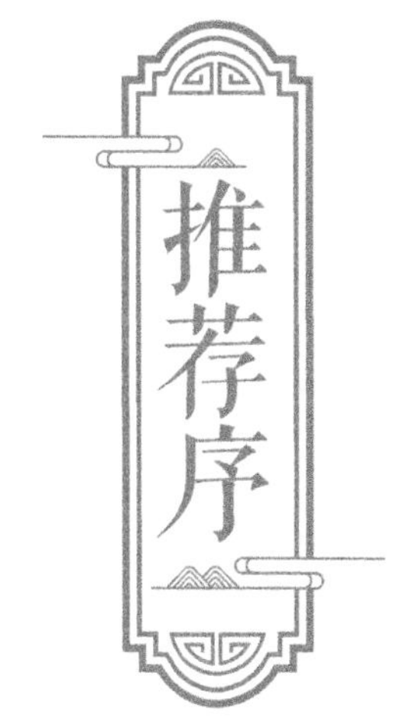

祖国中医药学历史悠久，是中华民族的一座宝库，是民族文化的一部分。而中医、中药则是构成中医药学的两个最主要的部分，缺一不可。中医药学源远流长，医始于皇帝，药始于神农。神农伏羲为了解除人民疾苦，日尝百草，不幸中毒身亡。神农伏羲虽然逝去，但是人民念念不忘，建庙祭祀，香火不断。留下的《神农本草经》更是流芳百世，为中药学始祖之作。《神农本草经》为祖国中医药学的成长、完善、传承与发展做出了不朽的贡献。如今，中药学经历朝历代中药先贤的补充，日益完善。

振兴中华必须弘扬中华文化。没有文化源流、传承与发展的民族就不能立足于世界民族之林。中医药文化传承教育要从娃娃抓起，曾经有中医药进幼儿园、校园，采用图片、板报及园区种植中草药等形式进行宣教，虽然对儿童认识中草药、学习中医药知识非常有利，但限于地域、季节、药物品种及宣教形式等因素，趣味性和吸引力有所欠缺。

王立新中医副主任医师独辟蹊径，构思奇巧，采用中药知识与趣味插画相结合，白话与童话相结合，系统地对中药来源、产地、功能主治进行诠释，图文并茂，将趣味性、科学性与普及性融为一体，对儿童有较大的吸引力，有利于他们对中医药文化的理解和记忆，方便又实用。

本人年逾古稀，受中国中医药研究促进会高泉书记所邀，为儿童绘本《我们身边的中药朋友》作序，欣然应邀。然命运所致，搭上诺亚方舟最后一班，遨游太空，览胜星河，一周后从天而降，重返地球。三十六公岁，体力欠佳，需要恢复，又恐影响该书按时付梓刊出，故勉力而为，终成其序。但愿不辱使命。预祝该书顺利刊行，早日问世，不胜欣慰。

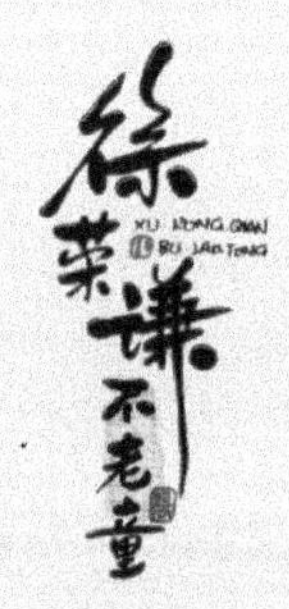

国家级名老中医　徐荣谦

2022 年 12 月 26 日

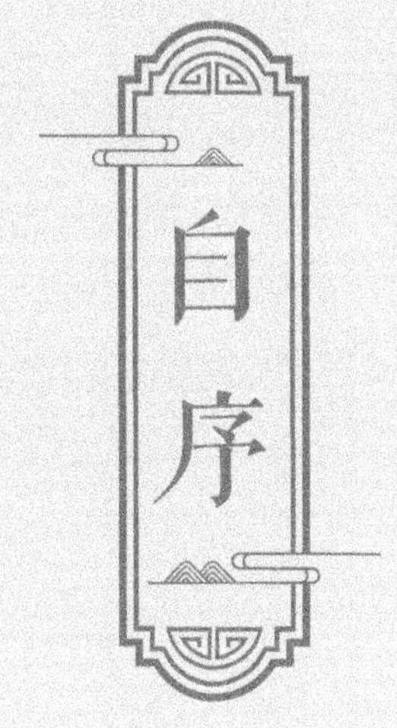

自序

中医是我国传统文化中不可或缺的重要组成部分，与传统文化一脉相承。蕴含了古圣先贤防病、治病的经验和理论知识，无不闪烁着哲学思辨之美。中医学是在自然哲学引领下的整体健康医学，其天、地、人相参，精、气、神一体，体现了人体是能够自适应、自调节、自稳态、自免疫、自组织的目标动力系统。人体生长发育，健康维护及防病、治病的理念均顺应于自然，即道家的“天人合一”“大道至简，至简则美”。而中医之“道”，虽深刻，但表现形式却极其简单，无论是诊断、治疗，还是用药，都体现了至简至美。

《黄帝内经》中有云：“为人子者，不可不知医。”绘本编写的初衷，是想通过图、文、音频、视频等多感观认知形式，让孩子们去了解祖国传统医学的医史、医德、医理、医法，以及养生保健等诸多常识和方法。以医德、医理为主，医法为辅，重在启发和熏习，兼顾健康知识、技巧的传授和引导。也许孩子们将来不一定都要成为一名“大医”“名医”，但至少可以从中医绘本中领悟到一些中医的基本原理、原则、规律，乃至“大道”，正所谓“道不远人”。传统医学之道乃是日常生活之自然流露，是养生保健之要诀。通过生活中的逐渐体会、理解和感悟，指导自身养生保健，防患于未然，即所谓的“上工治未病”。

正如医圣张仲景所言："中以保身长全，以养其生。"《千金要方》中言："夫生民之道，莫不以养小为大，若无于小，卒不成大。"强调了"养小"对人们一生保健的重要意义。少儿的养生保健需要根据特有的生理、心理特点，采用养教并重的原则，使其健康快乐成长。

此绘本重中医理念和中医仁德，而轻理论。一个名词、一个概念、一味中药，或者一块点心都蕴含了中国的人文历史、地理环境、饮食习惯、季节气候、道德品质、哲学思想、养生保健，以及防病、治病的理念和方法。希望它能够引导和启发孩子们从小树立起正确的人生观和价值观，培养良好的生活理念和生活习惯，身心灵得到平正健康的发展，才会学有余力，更可惠及于人。

"播种思想，收获行动；播种行动，收获习惯；播种习惯，收获品格；播种品格，收获命运"。我们渴望孩子们将来都能拥有健康生活的智慧，每一个家庭都能和睦幸福！

王立新

2023 年 2 月 4 日立春

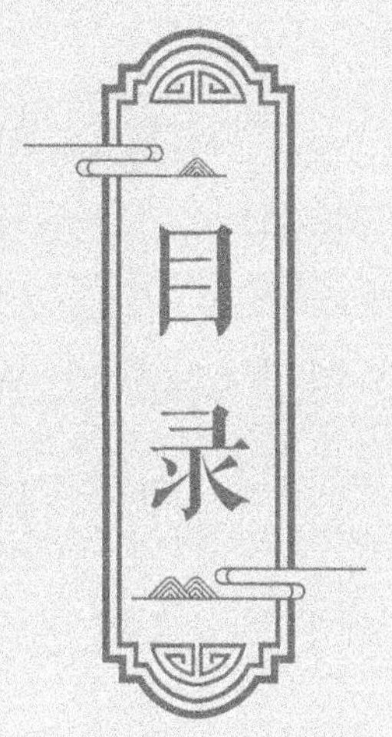
目录

生吃会中毒的半夏

半夏属于天南星科植物半夏的干燥块茎，是止咳化痰的重要中药材，因为它生长于夏至日的前后，这个时候夏天已经过去了一半，所以称它为半夏。也有三叶半夏、三步跳、燕子尾、麻王果、地文等别名。在朝鲜、日本部分地区和我国海拔低于 2500 米的草地、荒地、田地边上或者树林中都可以生长，是旱地中的“杂草”之一。

半夏的种植与培育方式非常简单，用块茎、株芽、种子都可以进行。

生半夏能消除局部肿胀，散瘀结，但由于其具有毒性，故仅可外用，不能内服。为了减少它的毒性和提高治疗效果，用药前会有不同的加工炮制方法，比如，用白矾溶液加工制作的清半夏，擅长燥湿化痰；用生姜和白矾溶液制作的姜半夏，可以治疗呕吐；用甘草和石灰炮制而成的法半夏，能健脾开胃、除湿。

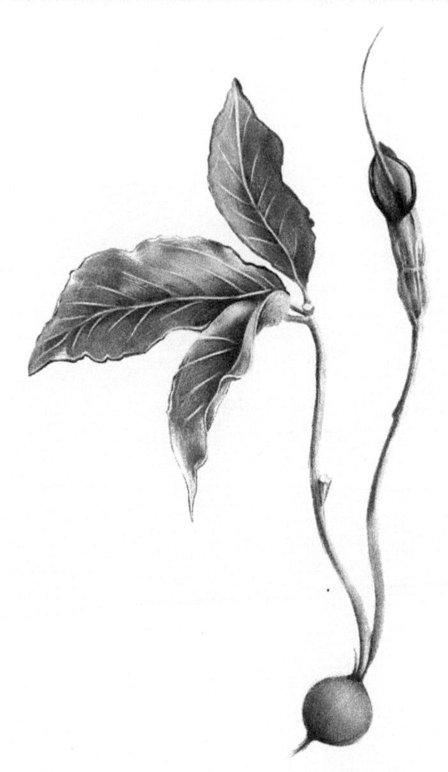

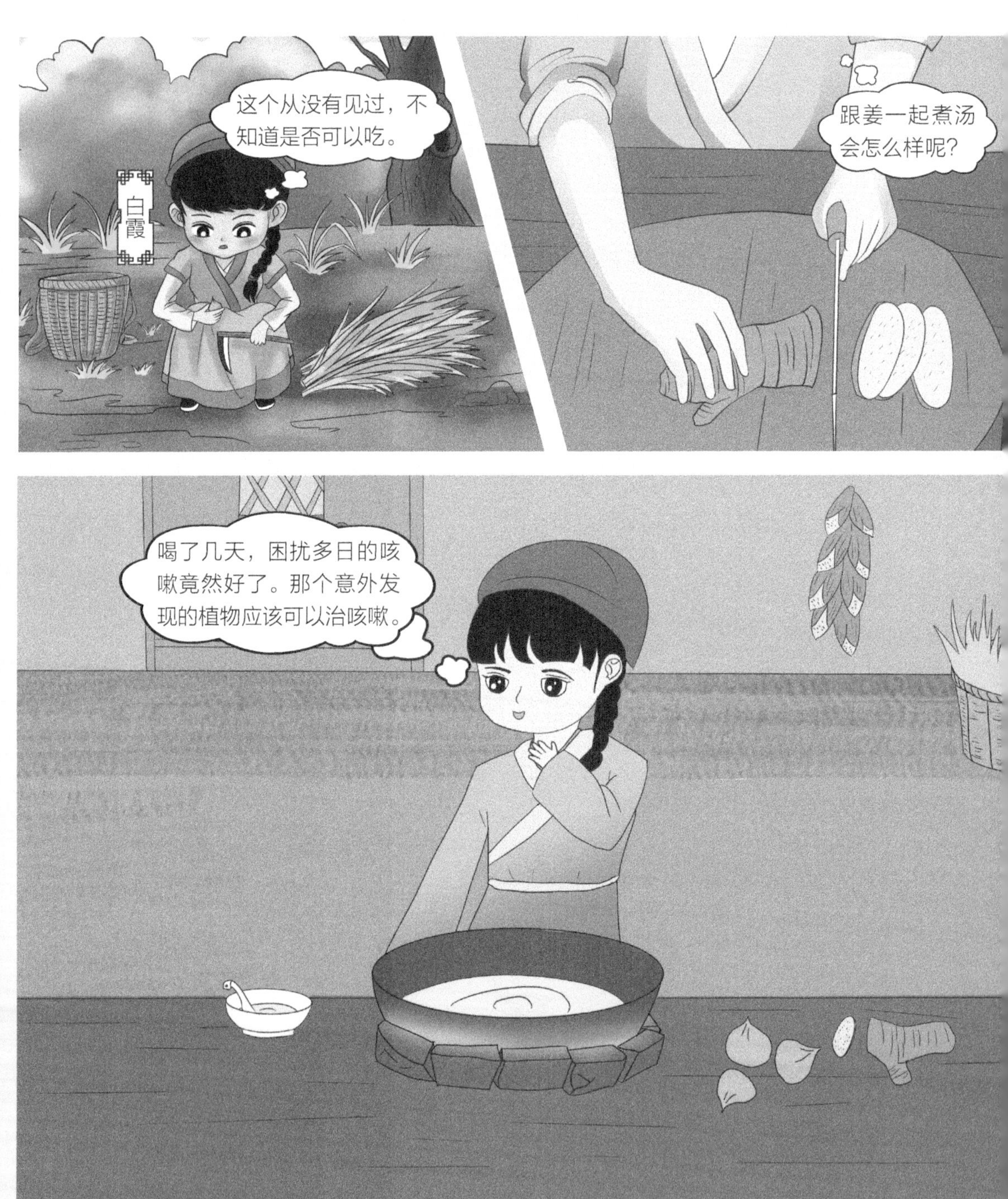
这个从没有见过，不知道是否可以吃。
白霞
跟姜一起煮汤会怎么样呢?
喝了几天，困扰多日的咳嗽竟然好了。那个意外发现的植物应该可以治咳嗽。

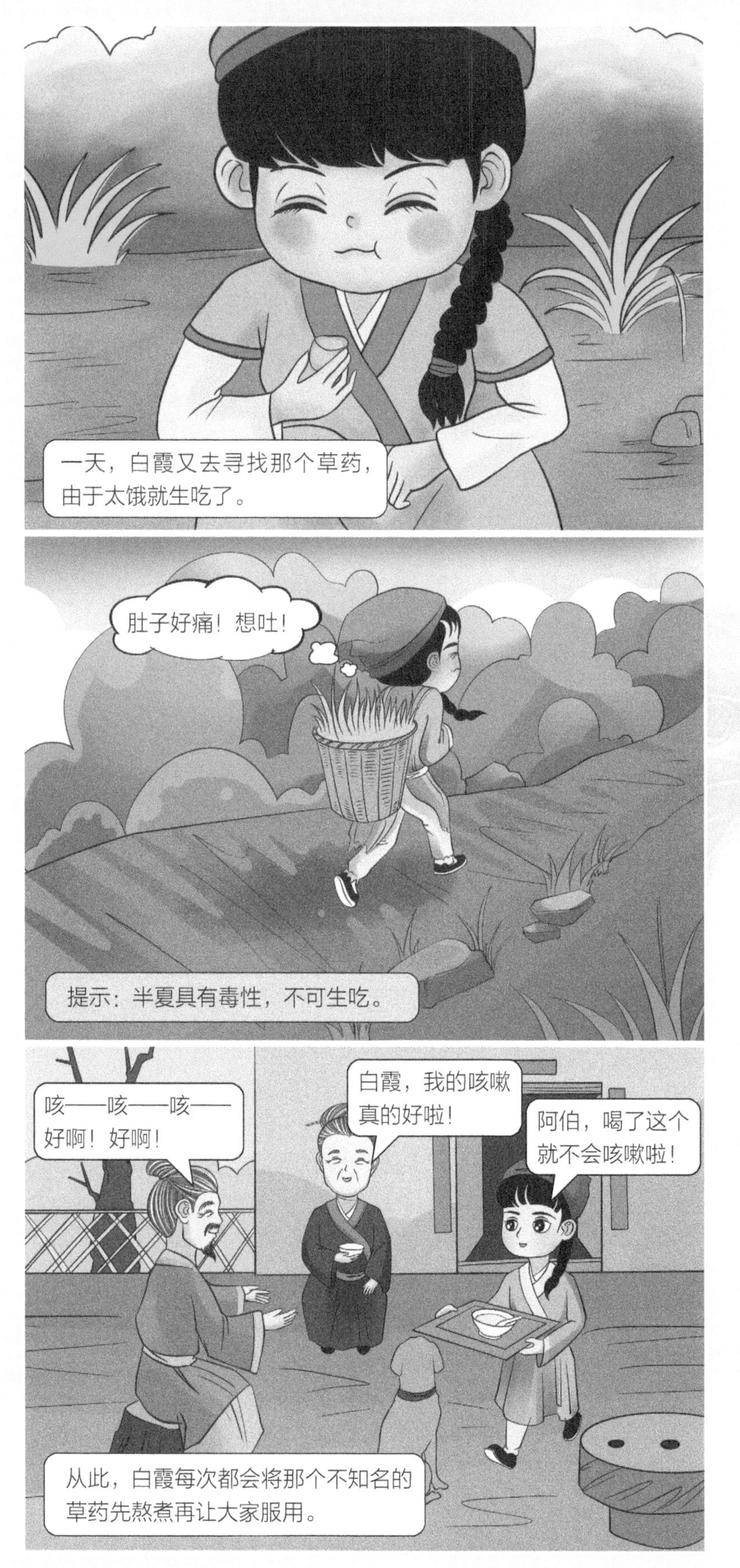
一天，白霞又去寻找那个草药，
由于太饿就生吃了。
肚子好痛！想吐！
提示：半夏具有毒性，不可生吃。
咳——咳——咳——
好啊！好啊！
白霞，我的咳嗽
真的好啦！
阿伯，喝了这个
就不会咳嗽啦！
从此，白霞每次都会将那个不知名的
草药先熬煮再让大家服用。

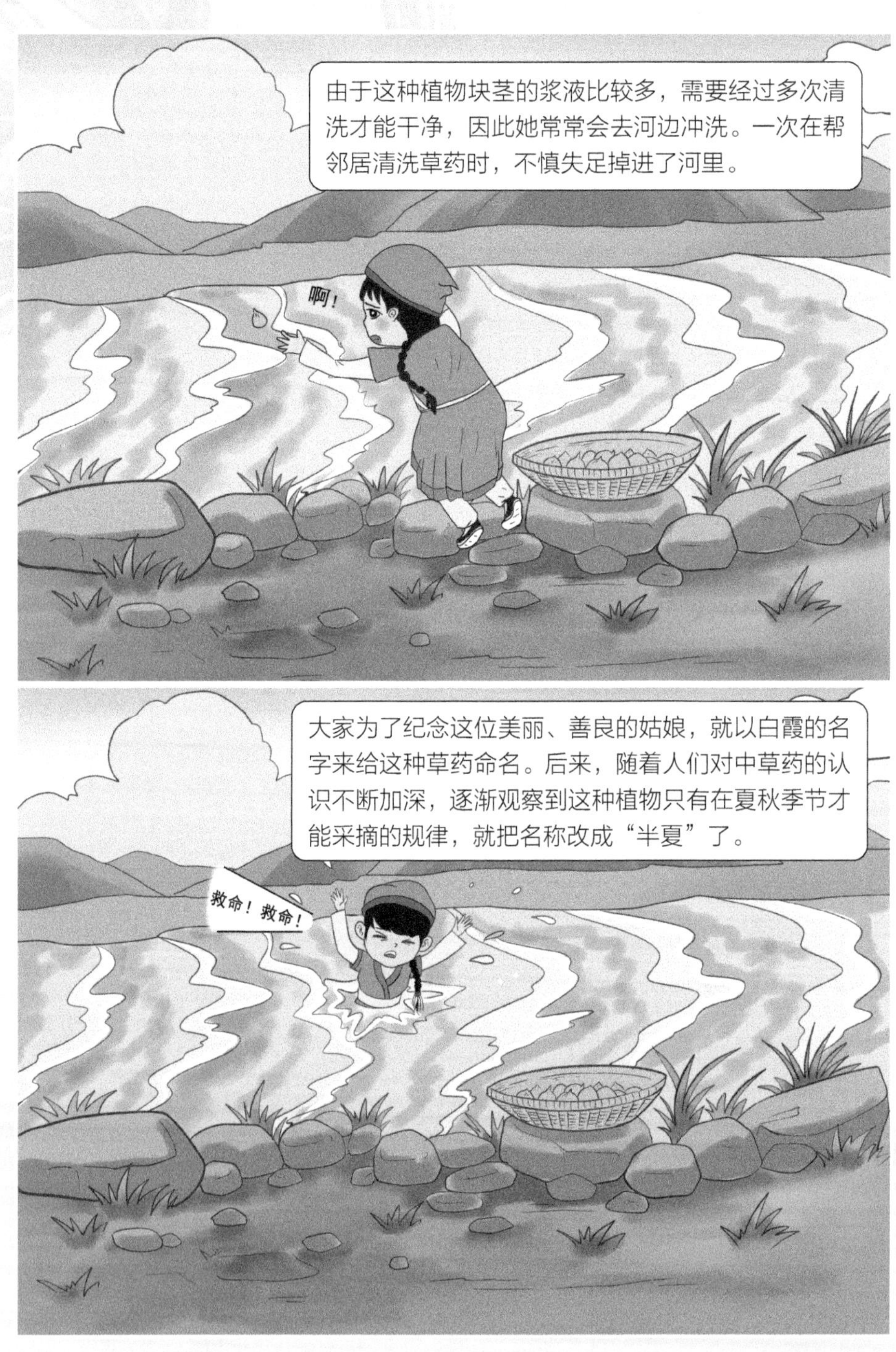
由于这种植物块茎的浆液比较多，需要经过多次清洗才能干净，因此她常常会去河边冲洗。一次在帮邻居清洗草药时，不慎失足掉进了河里。
啊！
大家为了纪念这位美丽、善良的姑娘，就以白霞的名字来给这种草药命名。后来，随着人们对中草药的认识不断加深，逐渐观察到这种植物只有在夏秋季节才能采摘的规律，就把名称改成“半夏”了。
救命！救命！

人见人爱的冰糖葫芦

冰糖葫芦是北方冬季深受大家喜爱的小零食，而且它还可以治病，因为它的主要原料是山楂，所以能够消化胃肠道内的积食、强壮脾胃，再加上外面裹的一层冰糖，又可以健脾和胃、生津止渴、润肺止咳。北方冬季气侯寒冷、干燥，且喝酒、吃肉、吃辛辣的食物较多，容易积食内生，很多人都会出现干咳无痰，而且长时间反反复复不容易治好。冰糖葫芦正好可以派上用场，是养生保健的佳品。

冰糖葫芦毕竟是酸性食物，最好不要空着肚子吃，容易刺激肠胃，导致胃酸分泌过多，有时候还会出现胃痛，对于平时就有胃病的人来说更不适合吃。

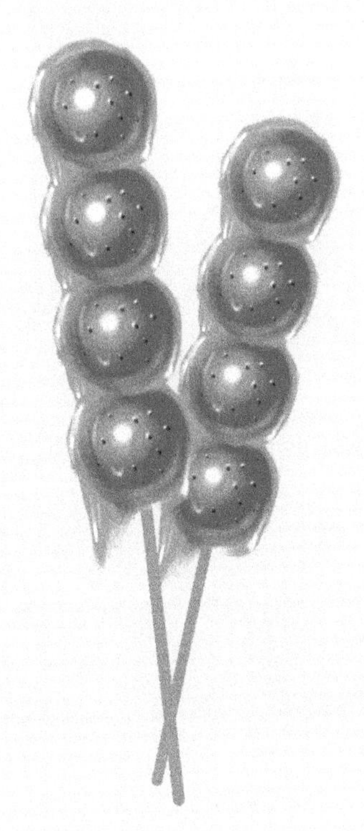

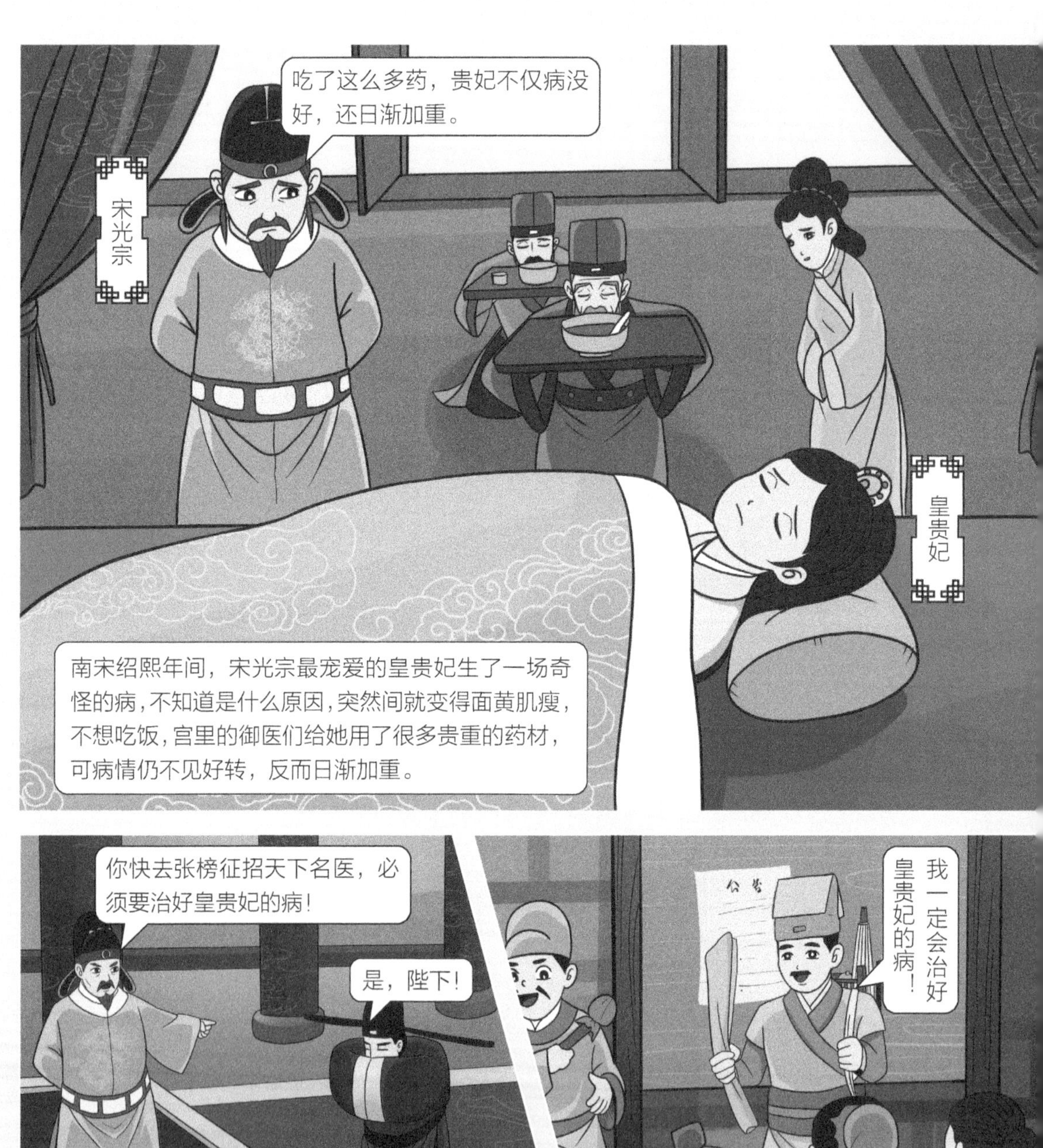
吃了这么多药，贵妃不仅病没好，还日渐加重。
宋光宗
皇贵妃
南宋绍熙年间，宋光宗最宠爱的皇贵妃生了一场奇怪的病，不知道是什么原因，突然间就变得面黄肌瘦，不想吃饭，宫里的御医们给她用了很多贵重的药材，可病情仍不见好转，反而日渐加重。
你快去张榜征招天下名医，必须要治好皇贵妃的病！
是，陛下！
我一定会治好皇贵妃的病！
他揭了皇榜！
他能治好皇贵妃的病吗？

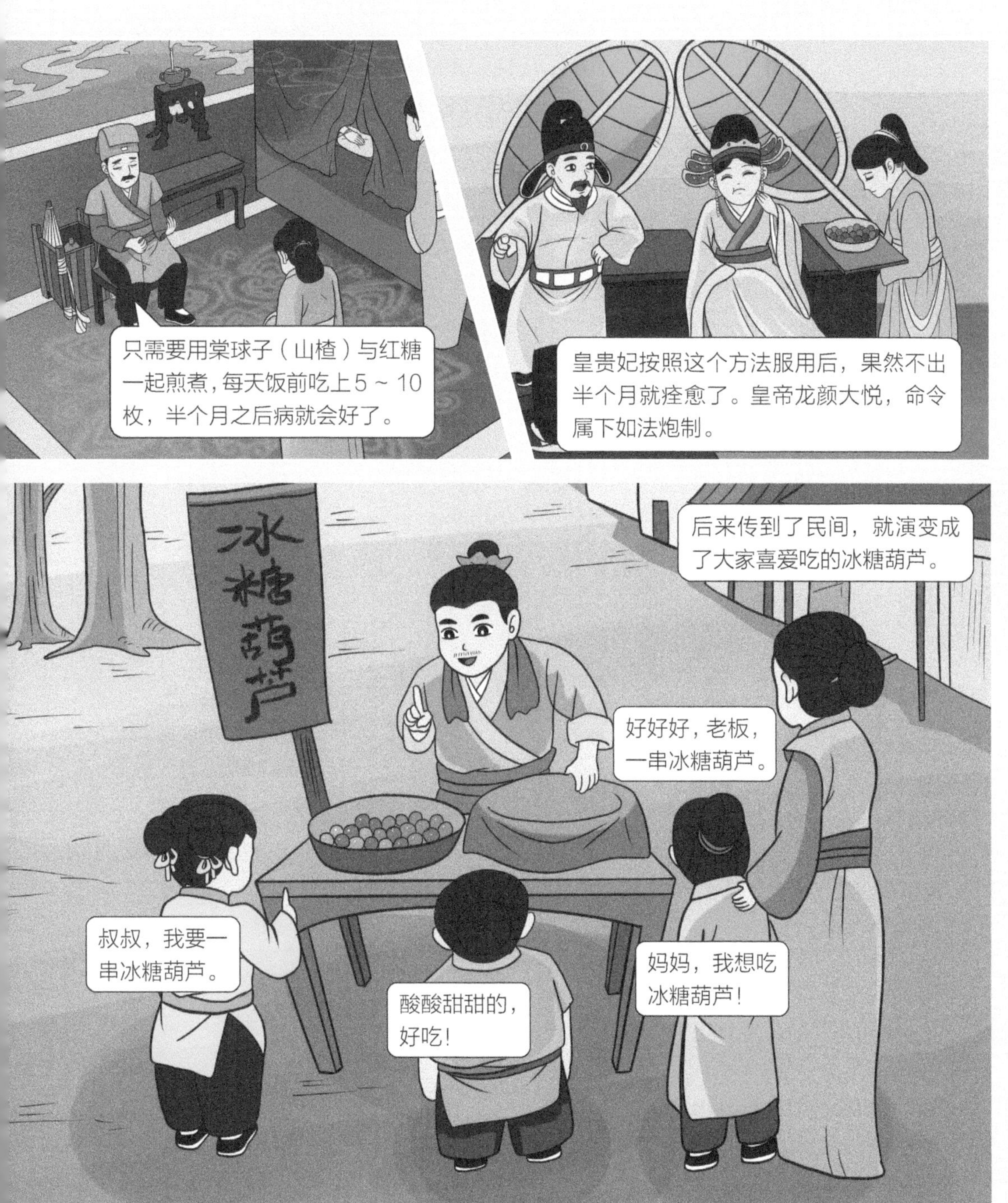
只需要用棠球子（山楂）与红糖一起煎煮，每天饭前吃上5～10枚，半个月之后病就会好了。
皇贵妃按照这个方法服用后，果然不出半个月就痊愈了。皇帝龙颜大悦，命令属下如法炮制。
冰糖葫芦
后来传到了民间，就演变成了大家喜爱吃的冰糖葫芦。
好好好，老板，一串冰糖葫芦。
叔叔，我要一串冰糖葫芦。
酸酸甜甜的，好吃！
妈妈，我想吃冰糖葫芦！

生命力顽强的车前草

药用车前草是车前科植物车前或者平车前的干燥全草，它的生长适应能力很强，耐旱、耐寒，在温暖、湿润、向阳的沙土地上都能很好地生存。几乎在世界各地都可以看到它的存在。

它主要可以治疗小便不通畅、小儿腹泻、腮腺炎、口舌生疮、高血压、青光眼、浮肿。它身上含有大量的果酸、维生素 C 及维生素 B 等，可使气管扩张，促进痰液顺利地流过，所以患有慢性气管炎、咳嗽的人都可以适当喝一些车前草煮的水。

如果需要大量、长期服用车前草，一定要找专业的医生进行指导，否则人体会因为大量利尿而排钾过多，出现头晕等不舒服的感觉。

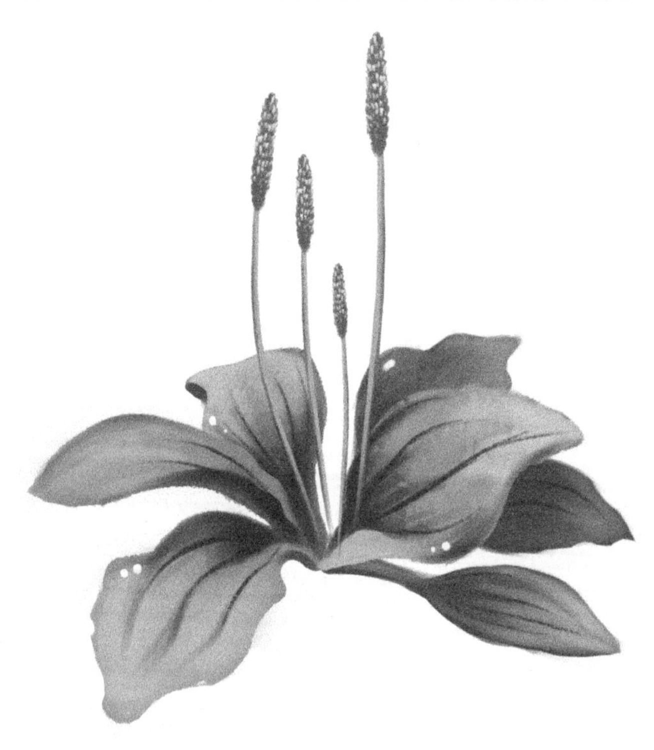

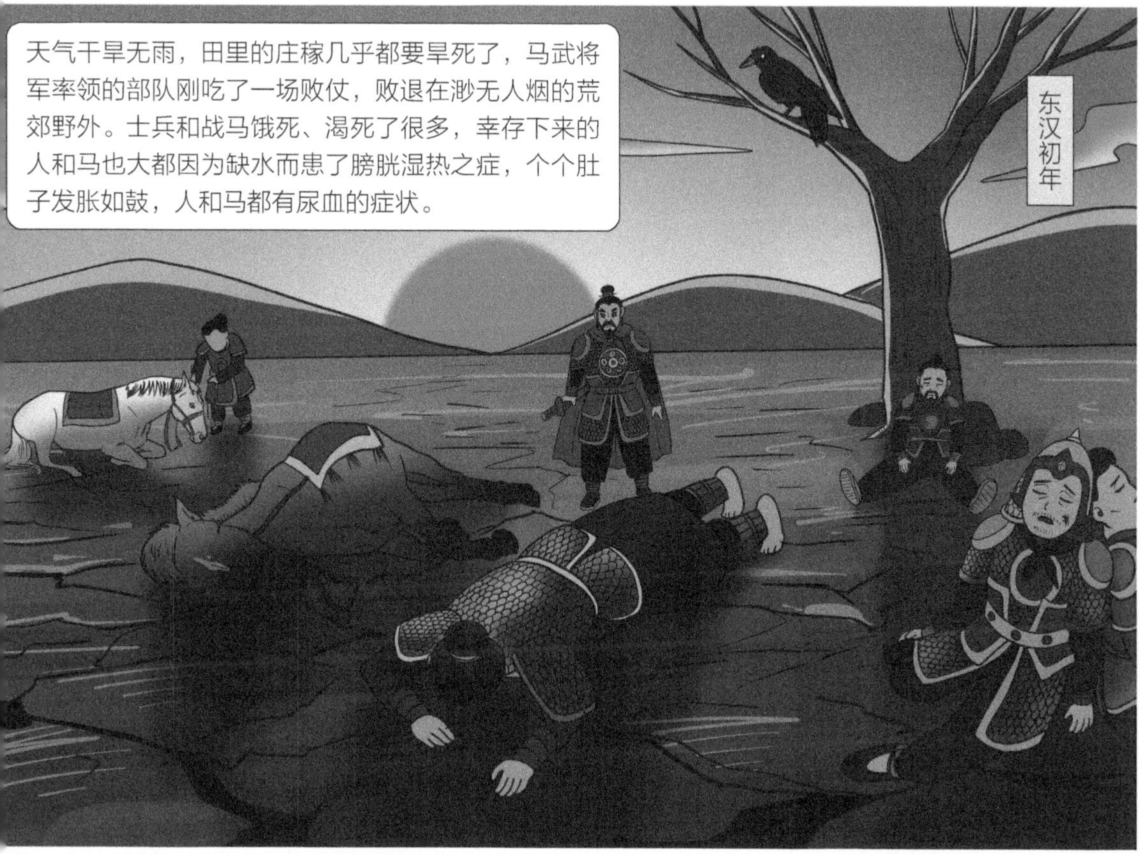

东汉初年

天气干旱无雨，田里的庄稼几乎都要旱死了，马武将军率领的部队刚吃了一场败仗，败退在渺无人烟的荒郊野外。士兵和战马饿死、渴死了很多，幸存下来的人和马也大都因为缺水而患了膀胱湿热之症，个个肚子发胀如鼓，人和马都有尿血的症状。

这匹马看起来精神许多，小便也没有血色了。它最近似乎一直都在吃一种长得像猪耳朵模样的野草，莫非这种野草可以治疗尿血之症？
汤熬好了，我先试试。

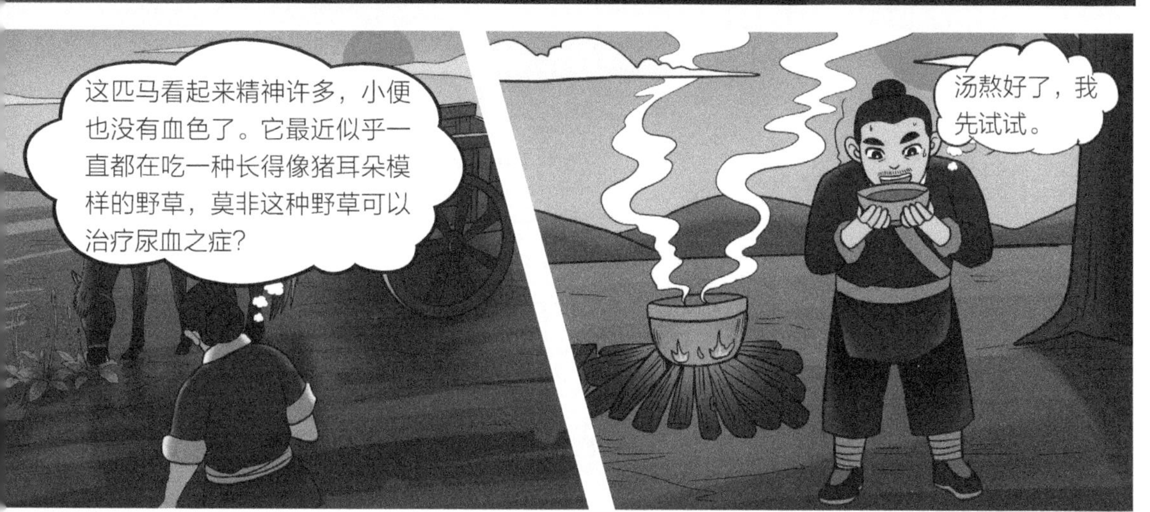

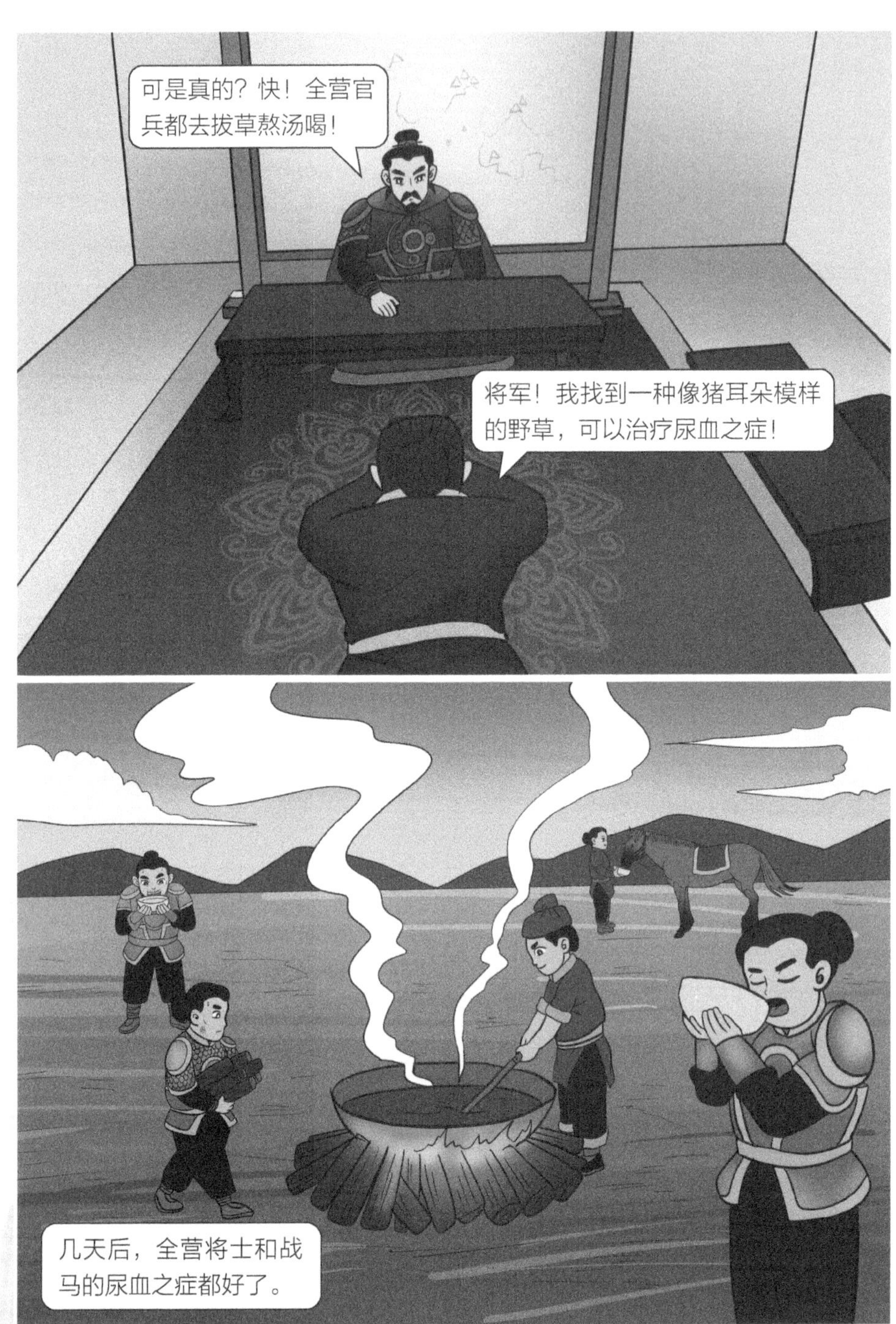
可是真的？快！全营官兵都去拔草熬汤喝！
将军！我找到一种像猪耳朵模样的野草，可以治疗尿血之症！
几天后，全营将士和战马的尿血之症都好了。

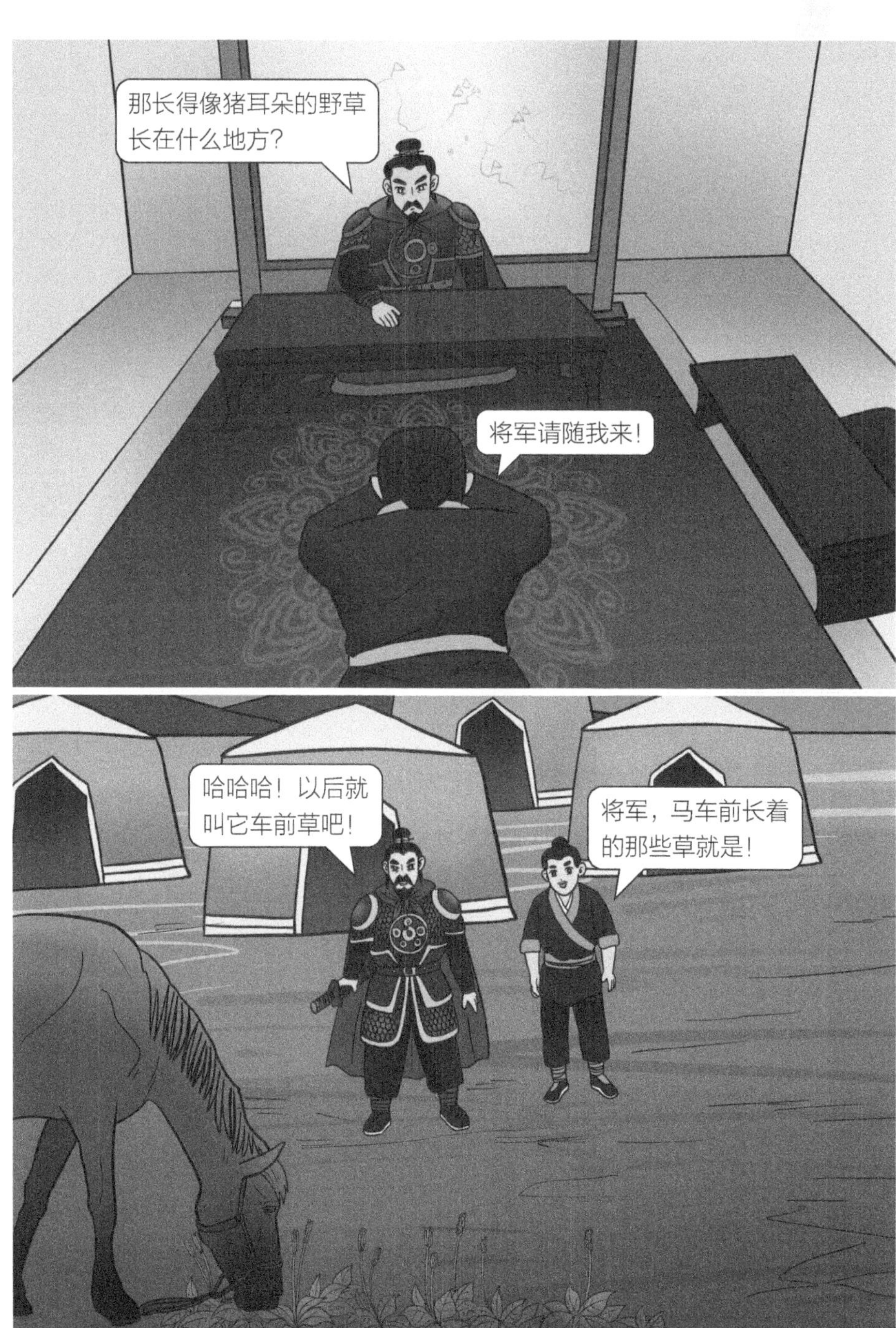
那长得像猪耳朵的野草
长在什么地方？
将军请随我来！
哈哈哈！以后就
叫它车前草吧！
将军，马车前长着
的那些草就是！

丹顶鹤衔来的川芎

川芎是伞形科植物川芎的干燥根茎，可以治疗因受风寒或者风热引起的感冒头疼、风湿关节疼痛、肢体麻木、女性痛经等。经过米酒和麦麸加工炮制后，摇身一变就成了“酒川芎”，它略带有酒气，更增加了活血、行气、止痛的作用。

使用川芎时也是有禁忌的，舌头红、口干、出汗多、月经量多，还有许多出血性疾病都不能服用。川芎与黄芪、山萸肉、狼毒同用的话，会降低川芎的功效；与藜芦共同食用会产生更大的毒性，可引起严重的不良反应，因此不能一起吃。

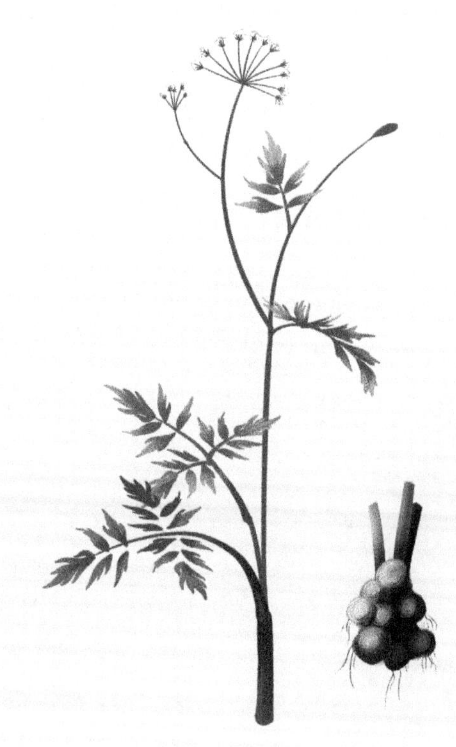

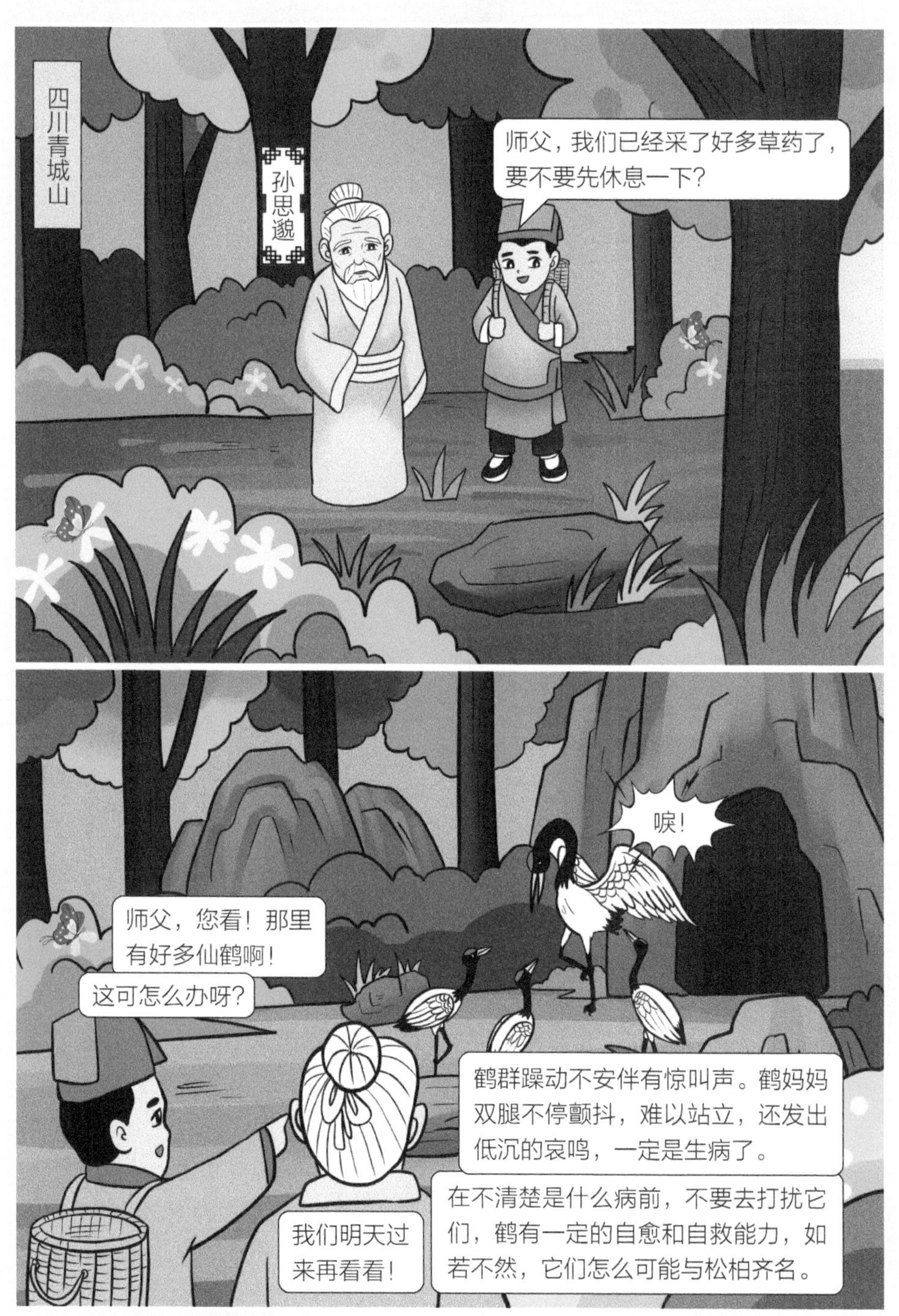
四川青城山
孙思邈
师父，我们已经采了好多草药了，要不要先休息一下？
唳！
师父，您看！那里有好多仙鹤啊！
这可怎么办呀？
鹤群躁动不安伴有惊叫声。鹤妈妈双腿不停颤抖，难以站立，还发出低沉的哀鸣，一定是生病了。
在不清楚是什么病前，不要去打扰它们，鹤有一定的自愈和自救能力，如若不然，它们怎么可能与松柏齐名。
我们明天过来再看看！

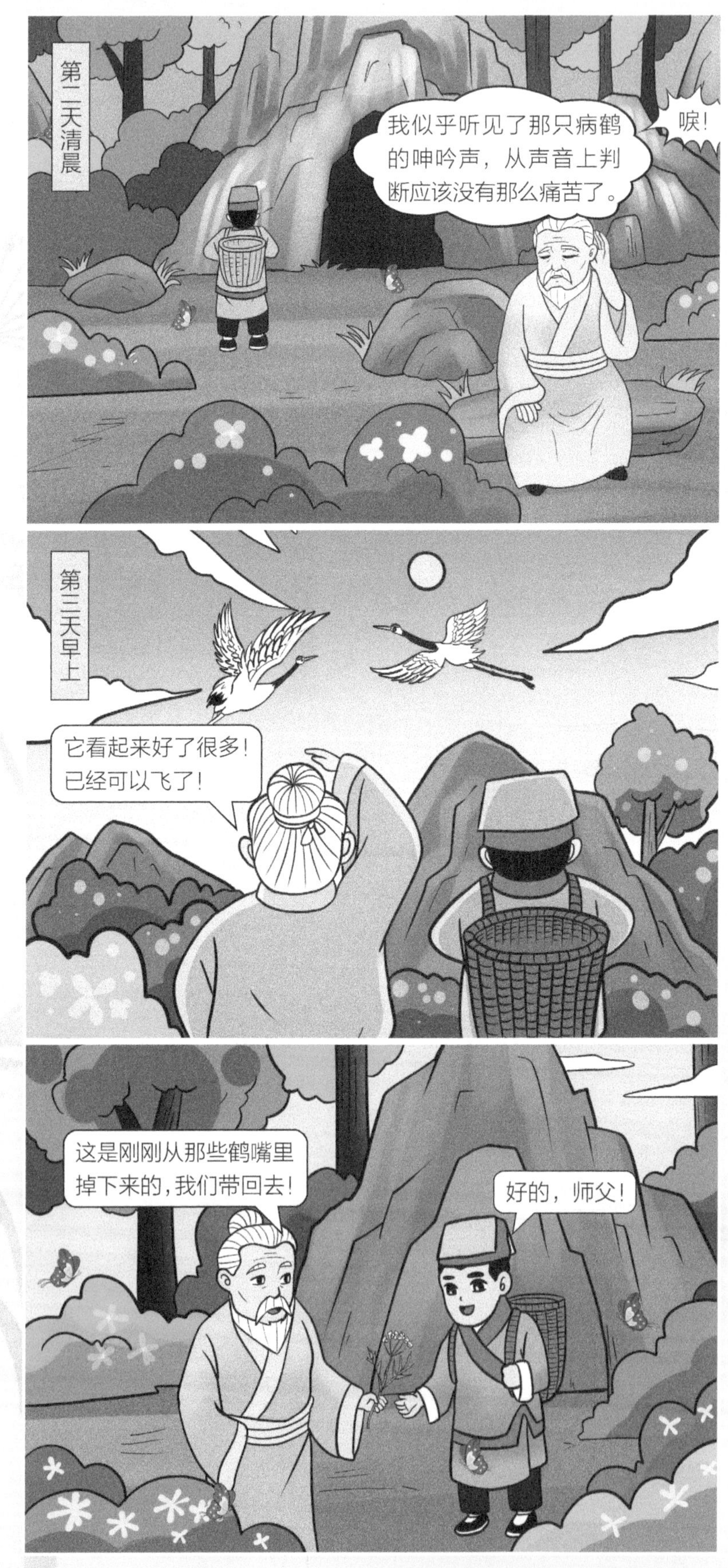
第二天清晨
我似乎听见了那只病鹤的呻吟声，从声音上判断应该没有那么痛苦了。
唳！
第三天早上
它看起来好了很多！已经可以飞了！
这是刚刚从那些鹤嘴里掉下来的，我们带回去！
好的，师父！

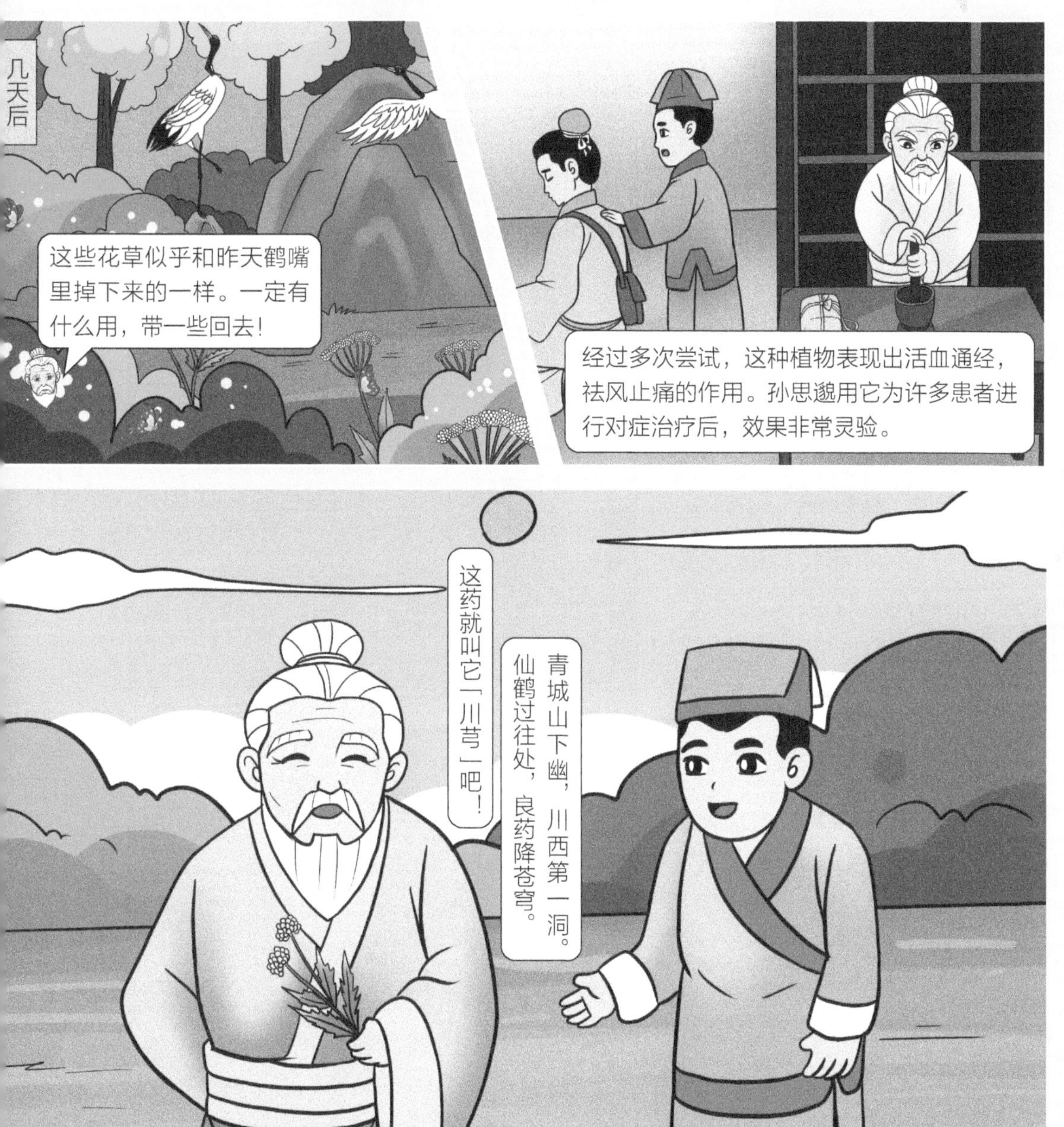
几天后
这些花草似乎和昨天鹤嘴里掉下来的一样。一定有什么用，带一些回去！
经过多次尝试，这种植物表现出活血通经，祛风止痛的作用。孙思邈用它为许多患者进行对症治疗后，效果非常灵验。
青城山下幽，川西第一洞。仙鹤过往处，良药降苍穹。
这药就叫它「川芎」吧！

一片赤诚之心的丹参

丹参为唇形科植物丹参的干燥根和根茎，生长于山野向阳处，我国大部地区都有，属于植物界，被子植物门，双子叶植物纲，唇形科，鼠尾草属。它也有很多不同的名字，如赤参、红根等。

丹参主要可以治疗心情不舒畅、烦躁，睡不着觉，女性痛经、闭经，关节疼痛，生疮脓肿。

注意：它不能与藜芦共同食用。

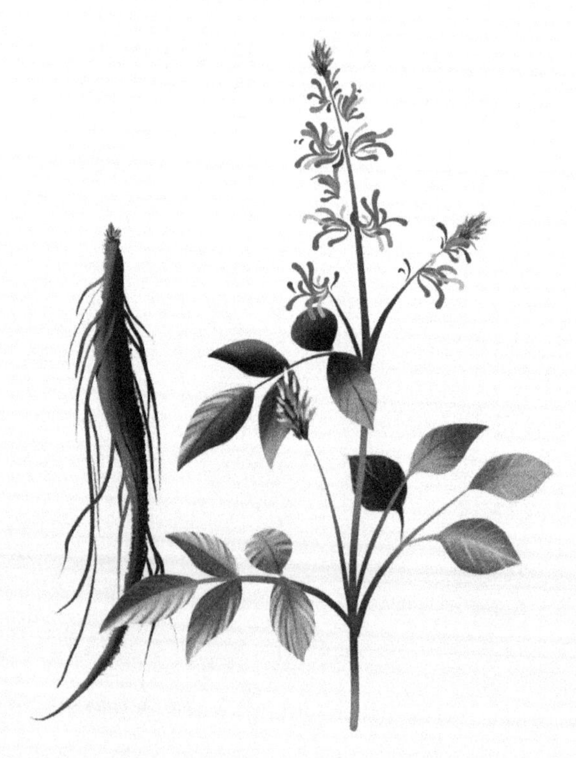

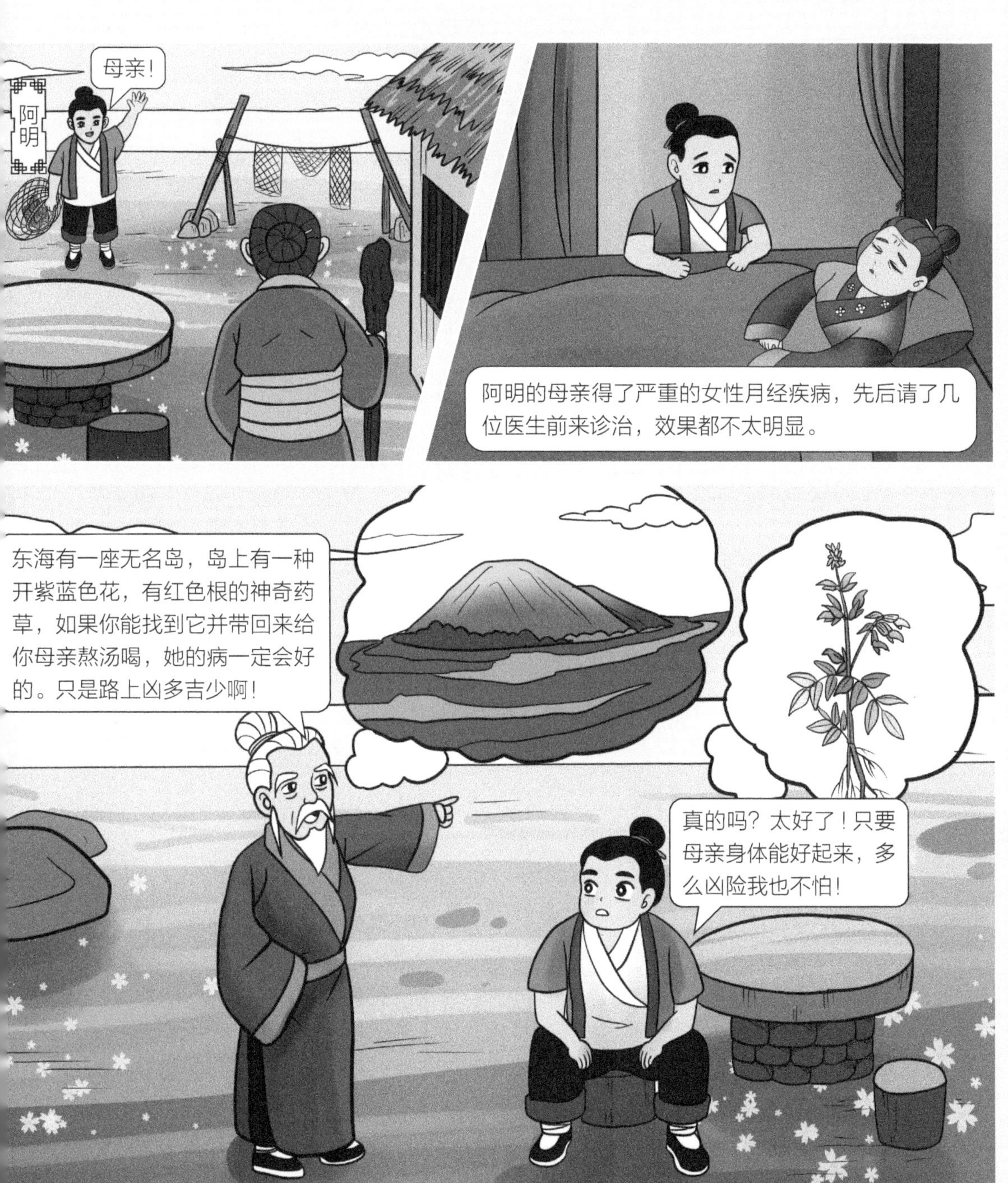
母亲！
阿明
阿明的母亲得了严重的女性月经疾病，先后请了几位医生前来诊治，效果都不太明显。
东海有一座无名岛，岛上有一种开紫蓝色花，有红色根的神奇药草，如果你能找到它并带回来给你母亲熬汤喝，她的病一定会好的。只是路上凶多吉少啊！
真的吗？太好了！只要母亲身体能好起来，多么凶险我也不怕！

紫蓝色花，红色根，应该
是这个草药！我要多挖一
些带回去给母亲熬药！
母亲，我马上
就回来了！

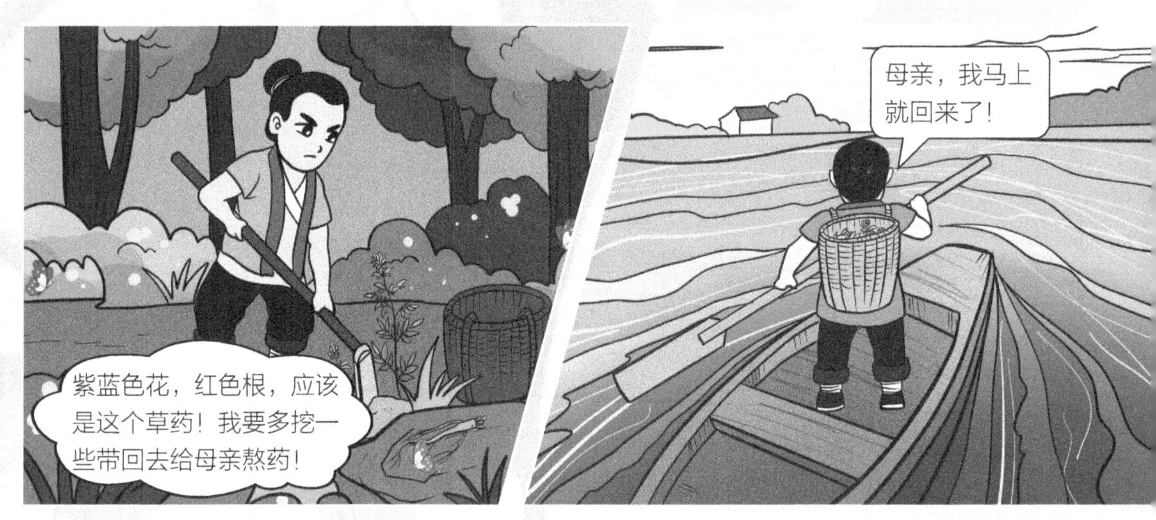

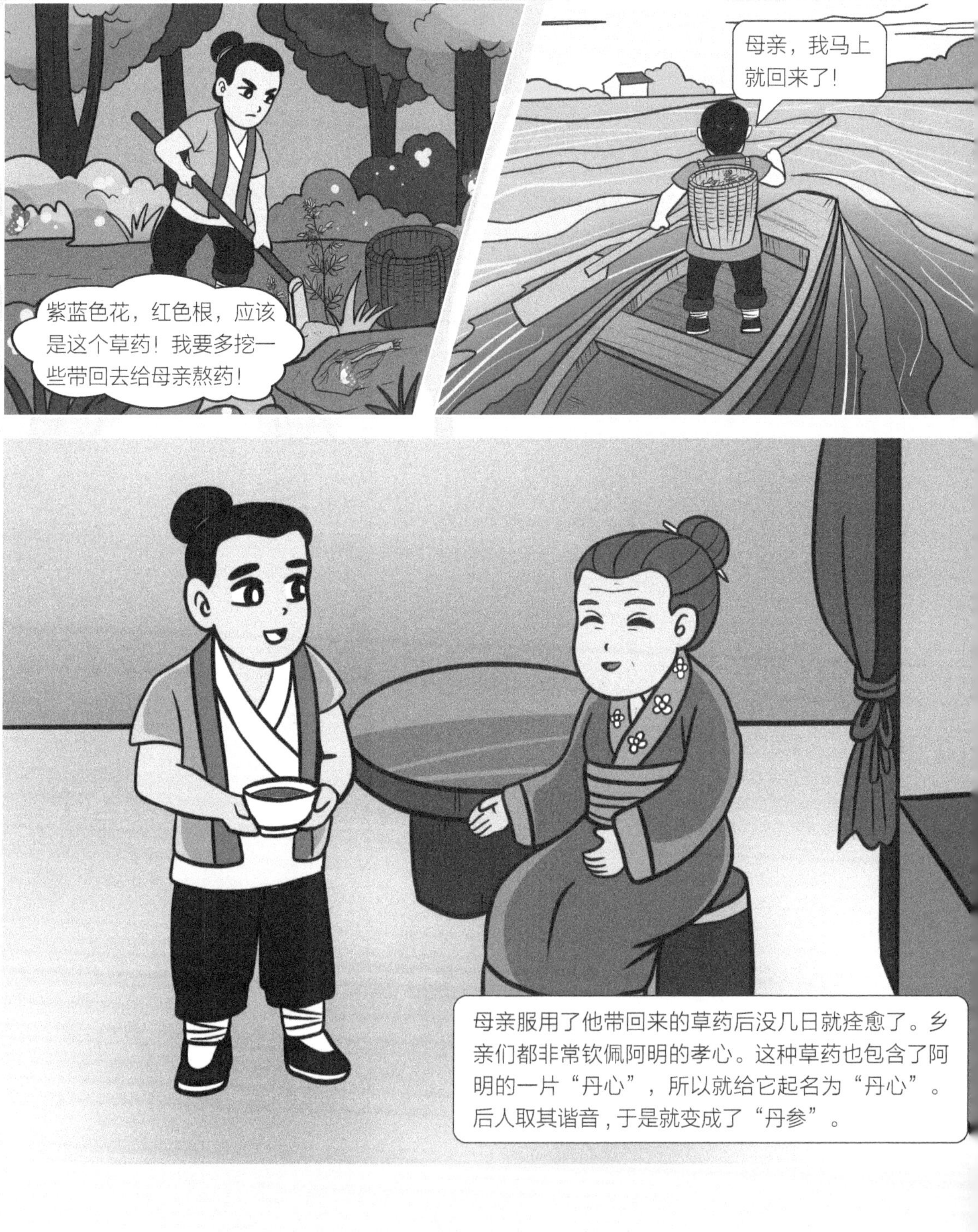

母亲服用了他带回来的草药后没几日就痊愈了。乡亲们都非常钦佩阿明的孝心。这种草药也包含了阿明的一片“丹心”，所以就给它起名为“丹心”。后人取其谐音，于是就变成了“丹参”。

宽厚、孝顺的杜仲

杜仲有很多好听的名字，比如，扯丝皮、玉丝皮、丝连皮、丝棉皮、思仲、思仙等，是杜仲科植物杜仲的树皮。杜仲属于落叶乔木，树高可以达到 20 米，人们为了保护自然资源，维护生态平衡 ，一般会在清明到夏至期间，选择那些生长了 15 ~ 20 年以上的树木，根据需要把一小块皮（长 30 ~ 100 厘米，厚度为 3 ~ 10 毫米）剥下来，刨去表皮粗糙的部分，晾干，使其表面呈灰棕色，形状是片状或者是卷片状。把它们折断后，那些有银白色细密丝状物相连，又带有伸缩性的为最好的药材。

杜仲主要生长于四川、陕西、湖北、河南、贵州、云南等地。为了让它发挥更大的药效，需要用盐水浸泡透后，再用小火（文火）炒到表面有焦黄点，然后晾干使用，也有用蜂蜜或者白酒加工的。

杜仲具有强壮筋骨，滋补肝肾的作用，对治疗高血压、糖尿病、肥胖、便秘、睡眠障碍等疾病有一定效果。

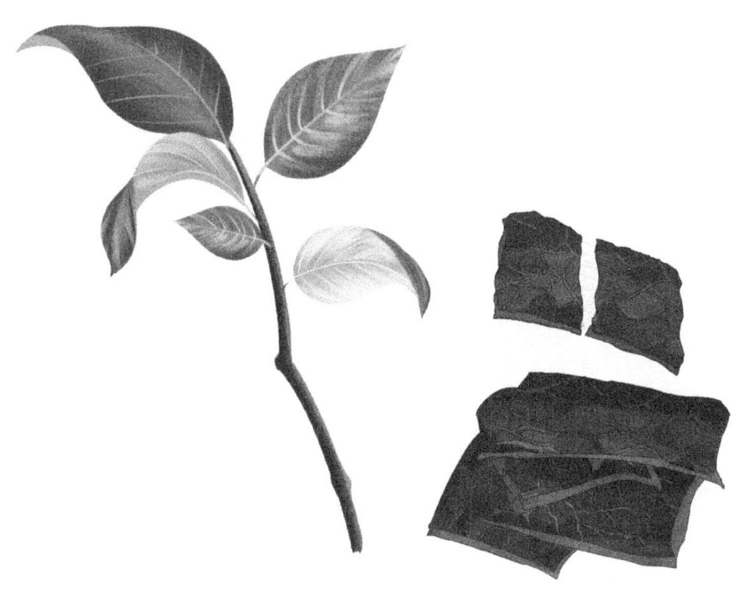

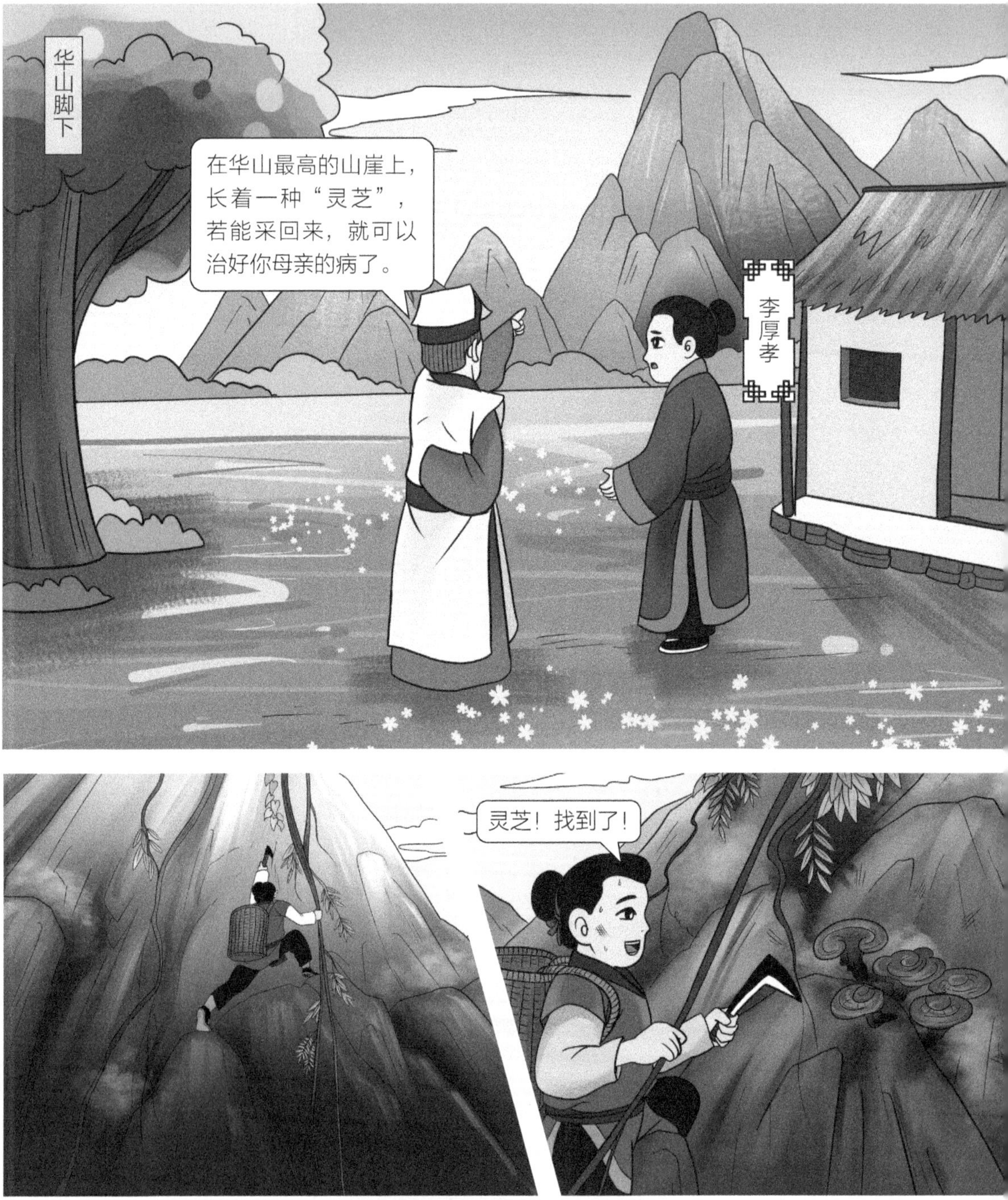

华山脚下

在华山最高的山崖上，长着一种“灵芝”，若能采回来，就可以治好你母亲的病了。

李厚孝

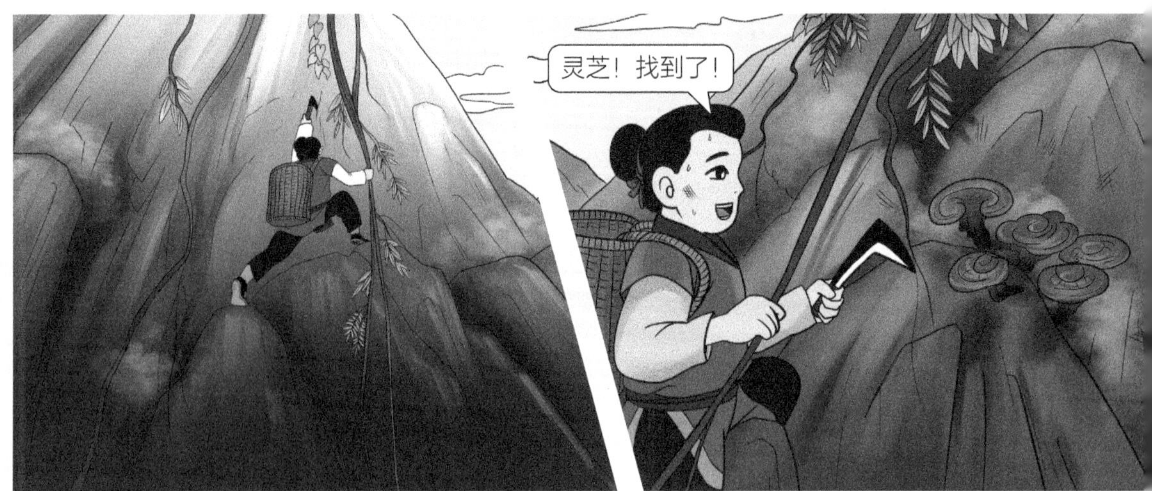

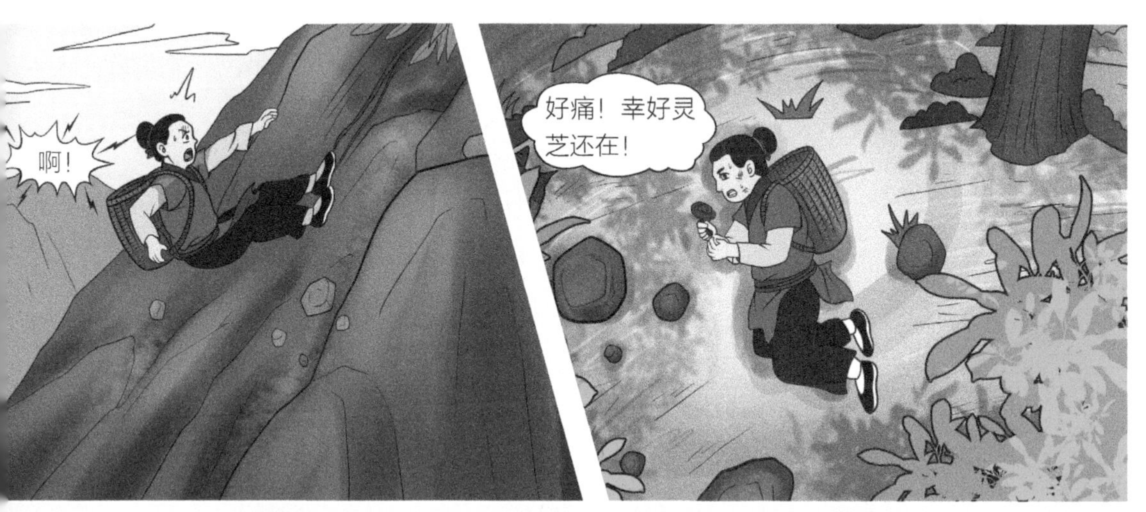

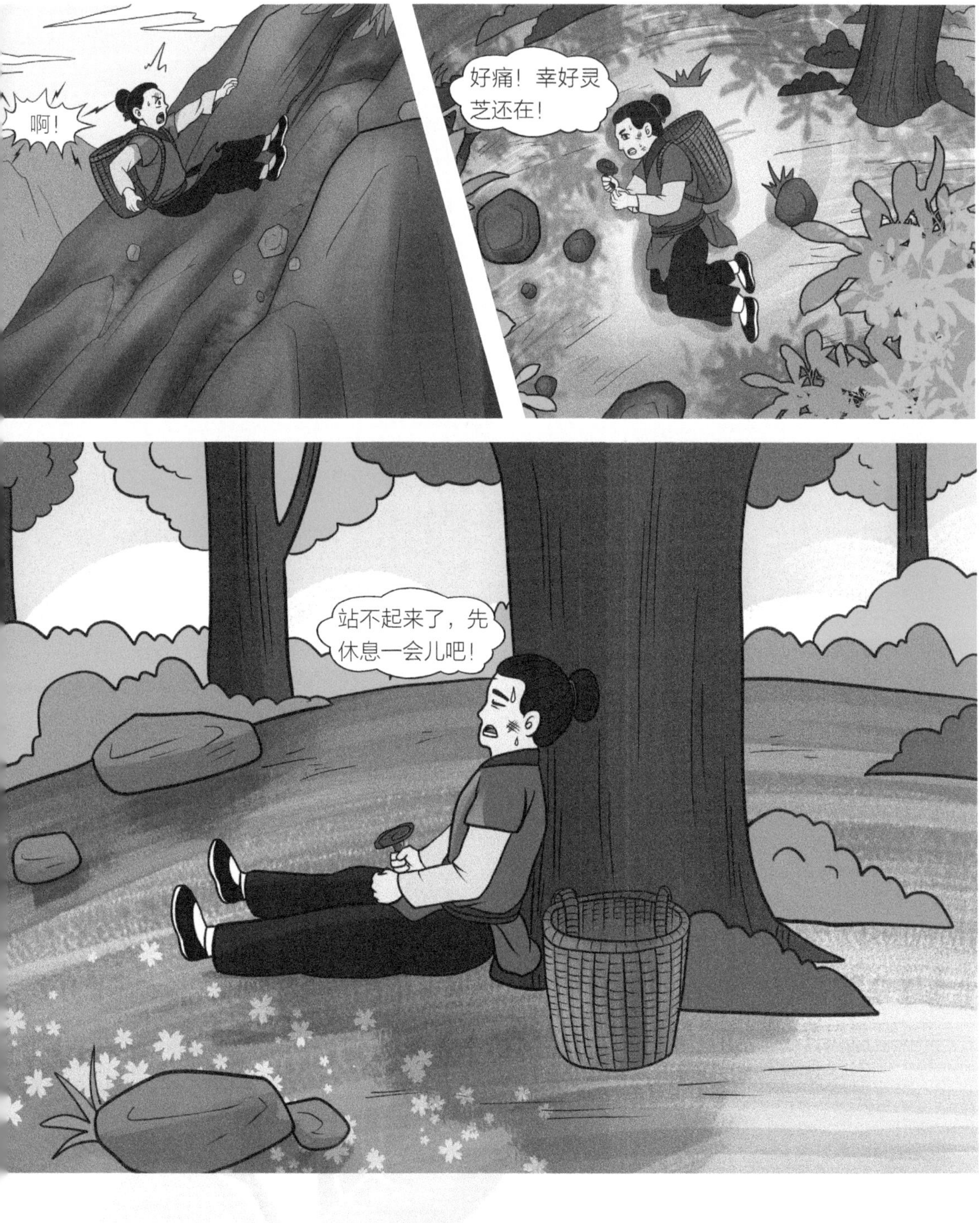

站不起来了，先
休息一会儿吧！

孩子，你醒了？

老人家，救救我！
我需要马上回去
给我的母亲治病。
好孩子，你的腰和
腿伤得可不轻啊，
先别动。
说话间，老人剥下一块“树
皮”，将“树皮”折断后，
抽出了筋丝，顺手塞到了
葫芦里，轻轻摇了三下，
只听见葫芦里有水的响动，
老人嘱咐厚孝喝下。

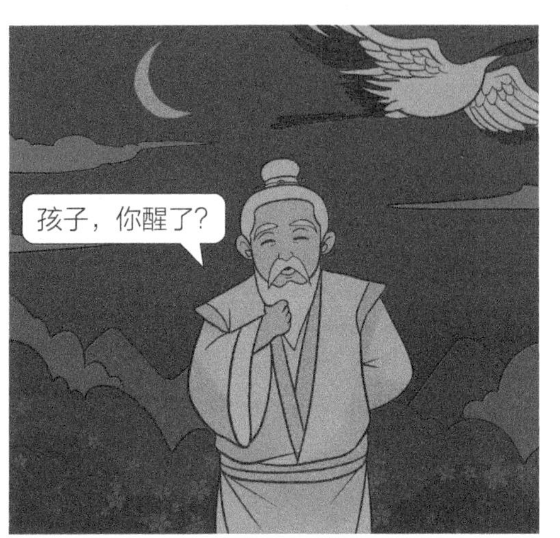

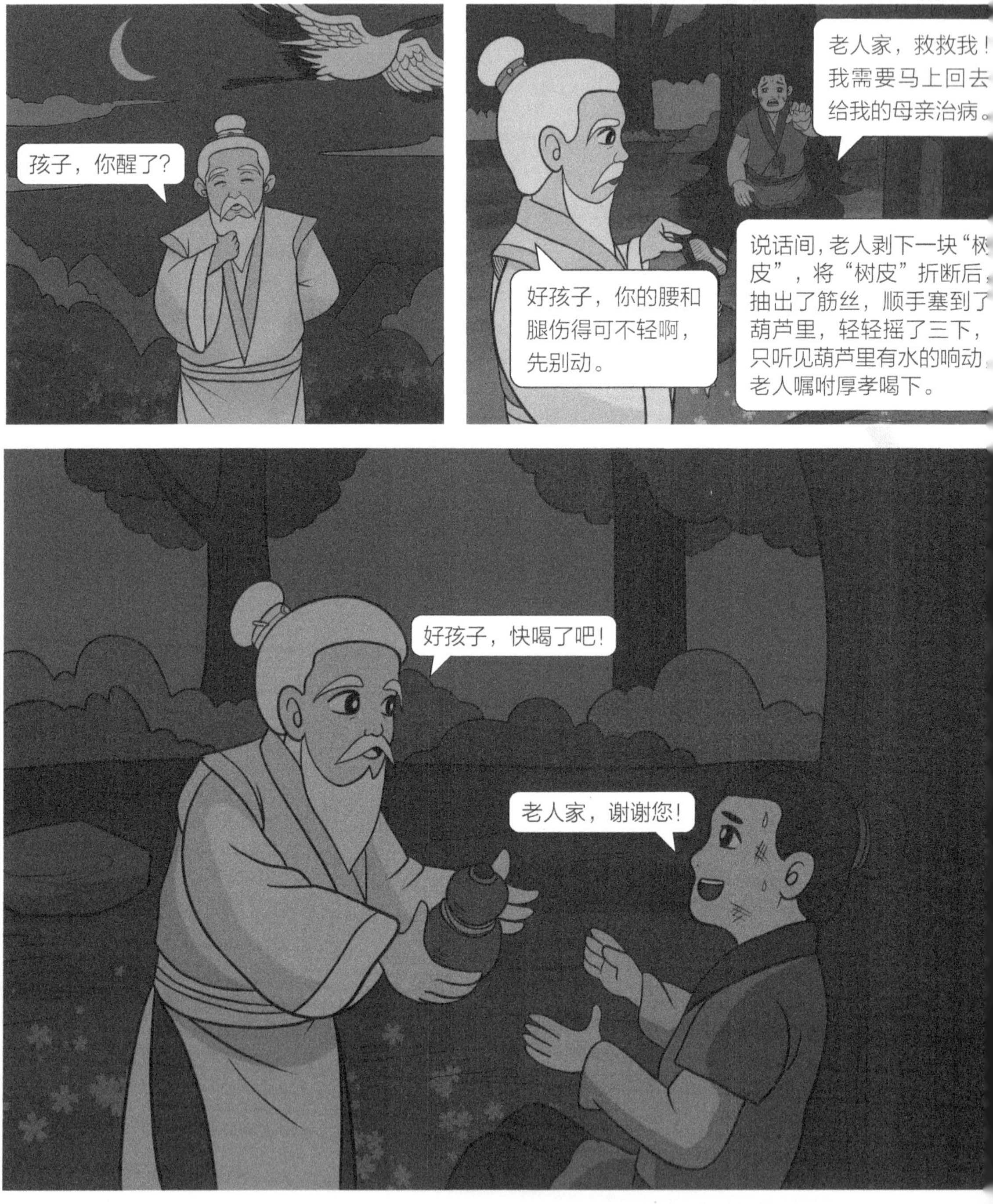

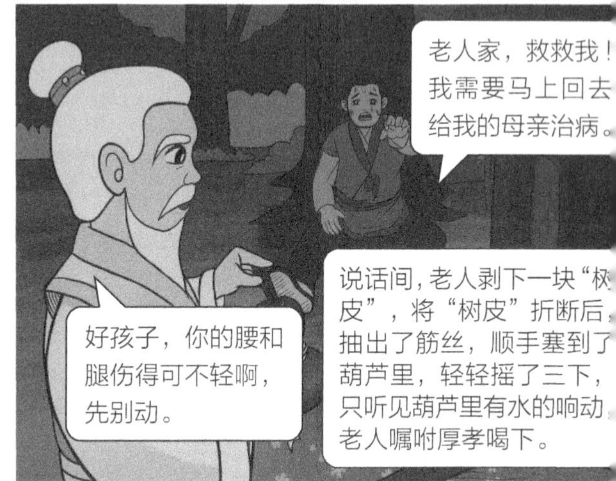

好孩子，快喝了吧！

老人家，谢谢您！

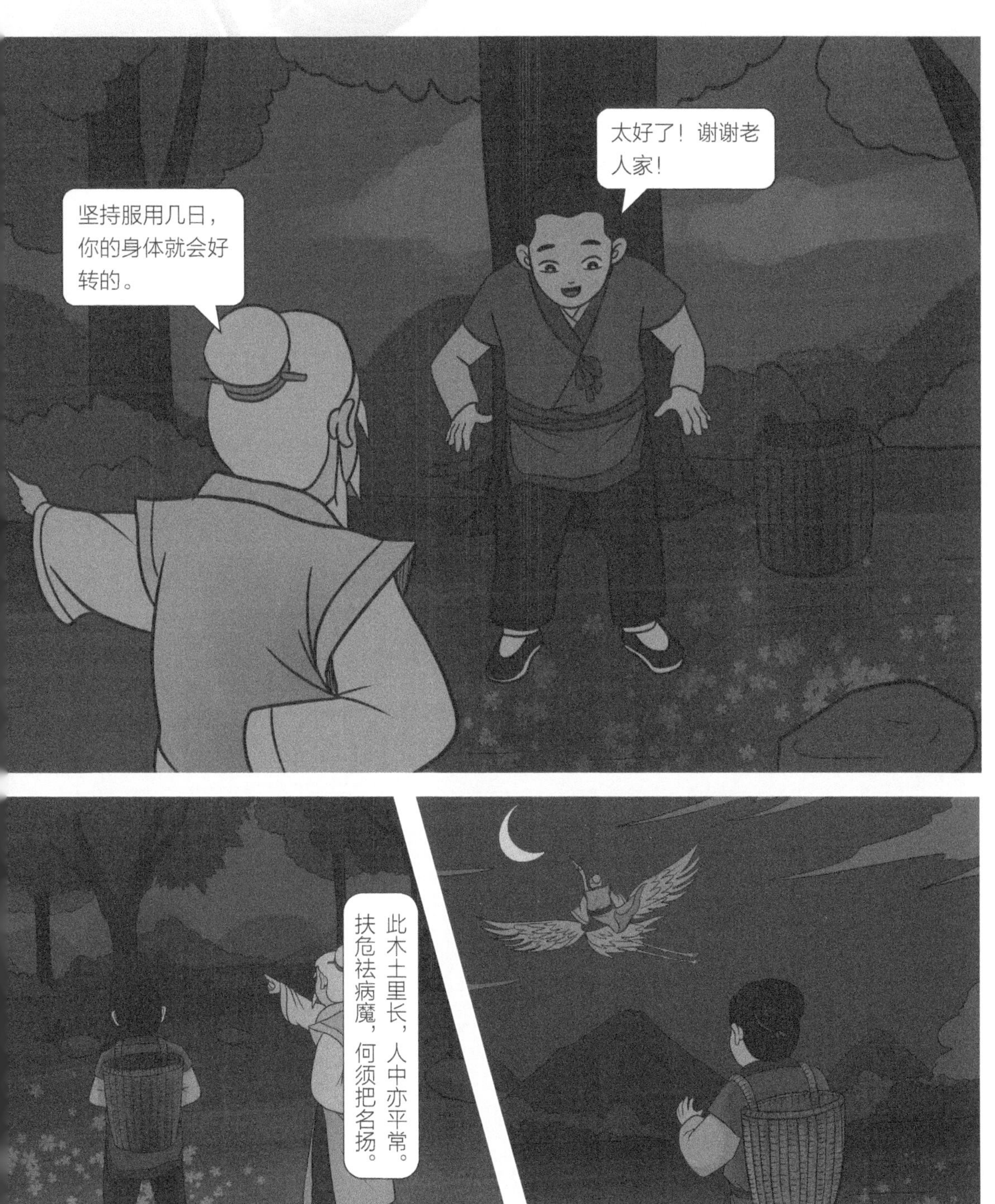
坚持服用几日，你的身体就会好转的。
太好了！谢谢老人家！
此木土里长，人中亦平常。扶危祛病魔，何须把名扬。

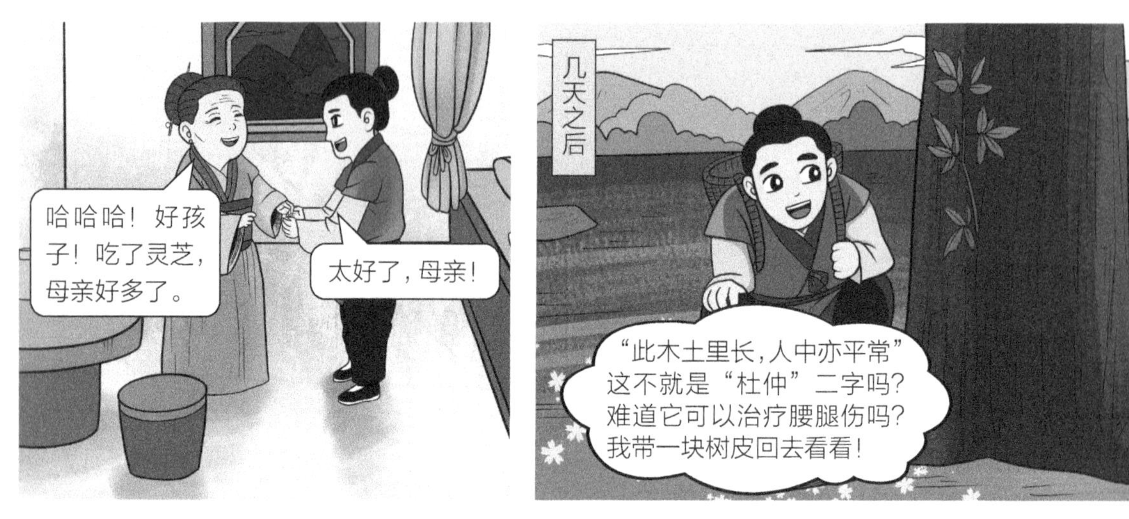
哈哈哈！好孩子！吃了灵芝，母亲好多了。
太好了，母亲！
几天之后
“此木土里长，人中亦平常”这不就是“杜仲”二字吗？难道它可以治疗腰腿伤吗？我带一块树皮回去看看！

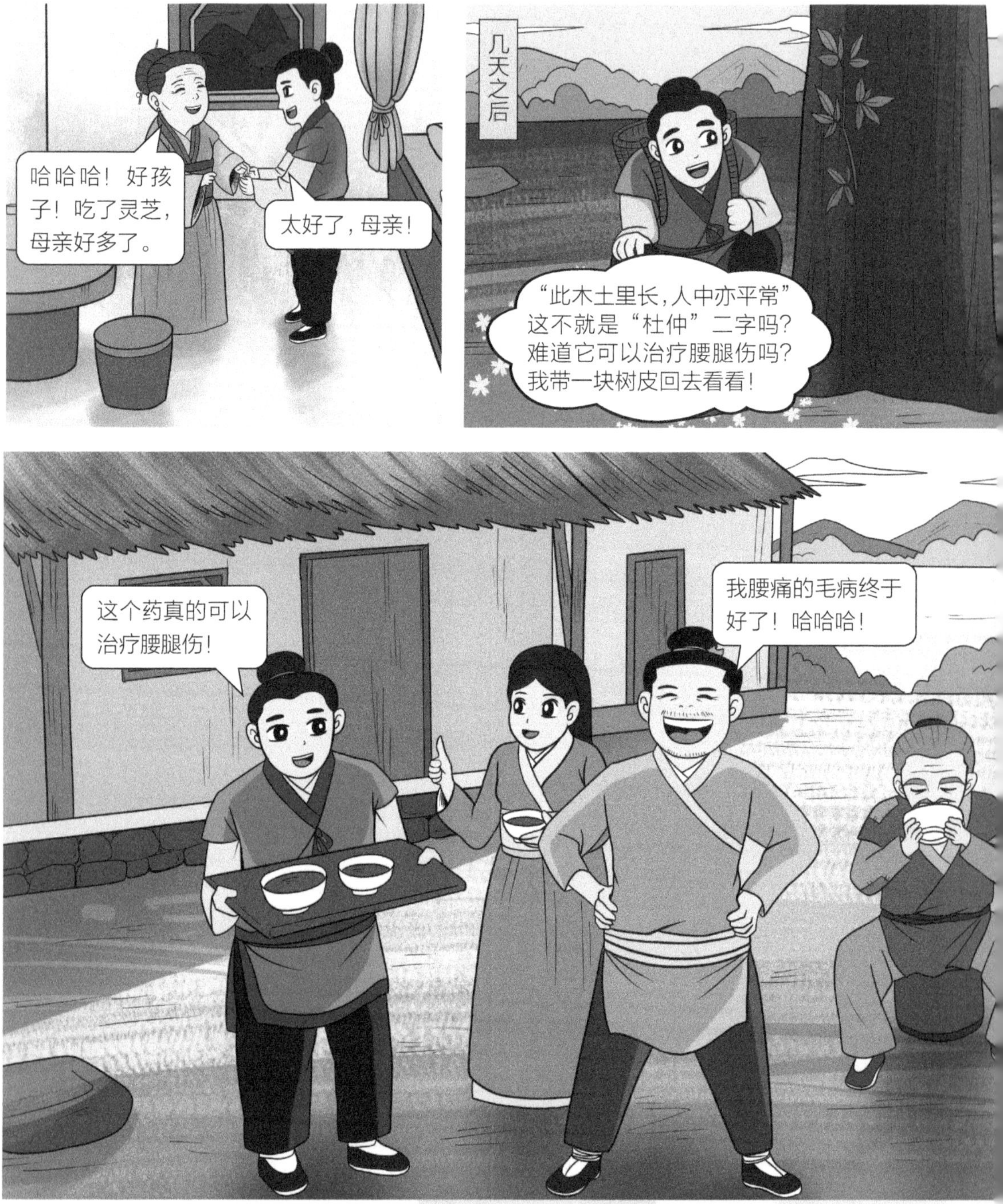

这个药真的可以治疗腰腿伤！
我腰痛的毛病终于好了！哈哈哈！

可织布的解毒药葛根

葛根为多年生落叶藤本豆科植物野葛的干燥根部。我国各个地区都有分布生长。明代著名的医药学家李时珍对葛根功效进行了非常细致、认真的分析和研究，他认为葛根的根、茎、叶、花、果实都能当作药物来使用。

葛根的神奇功效：增加肝脏的解毒功能，修复受损的肝细胞；美容养颜、祛斑、祛痘；改善微循环，促进尿酸排泄。

适合人群：经常爱喝酒、抽烟、酒精中毒的人；容易着急上火、爱发脾气的更年期女性；平时有高血压、高血脂、高血糖、头疼的患者。

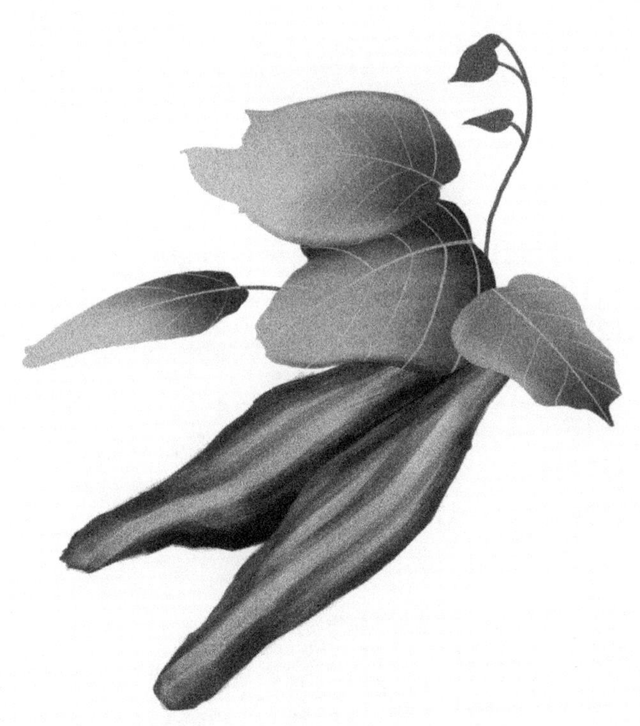

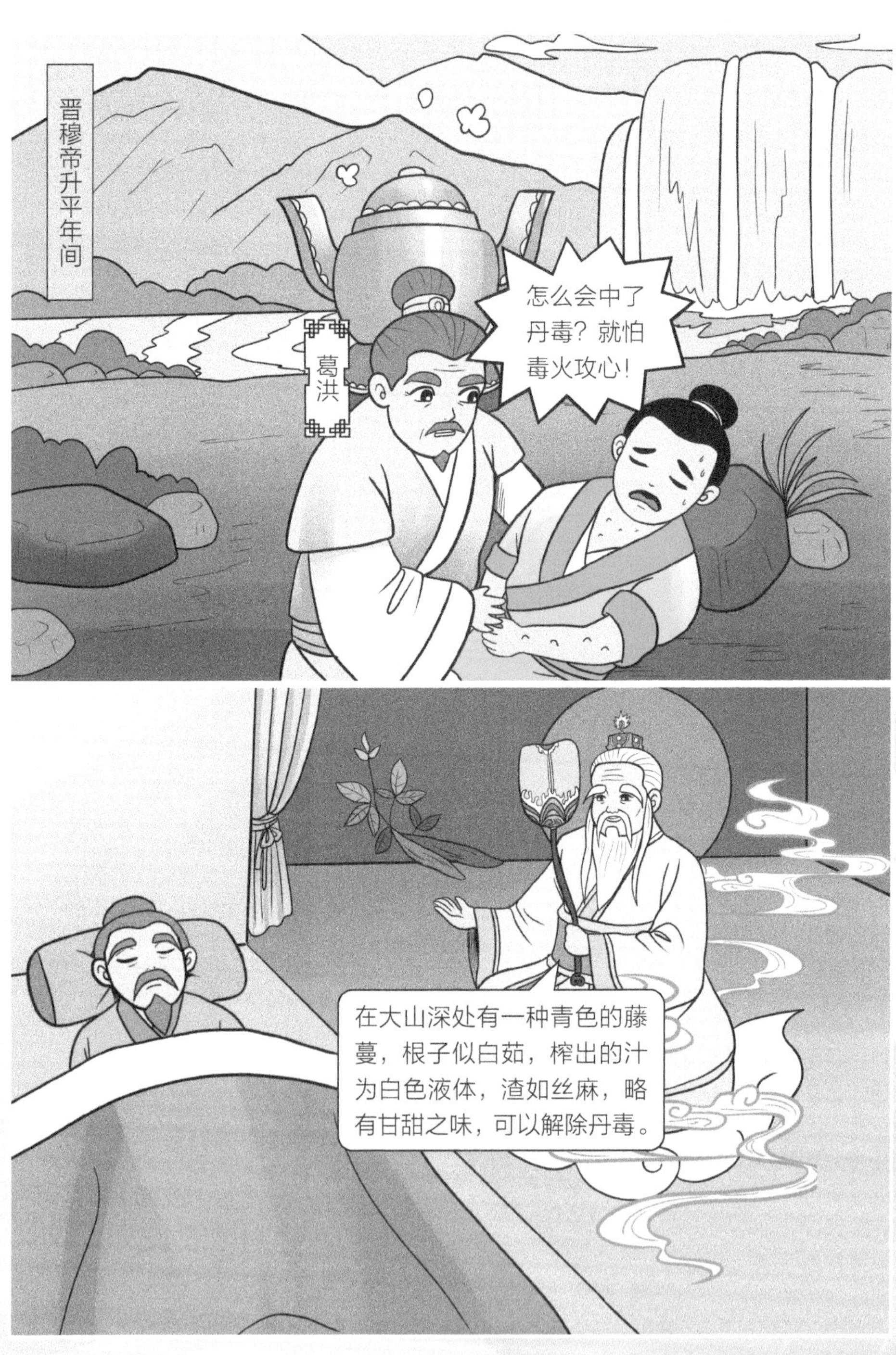
晋穆帝升平年间
葛洪
怎么会中了丹毒？就怕毒火攻心！
在大山深处有一种青色的藤蔓，根子似白茹，榨出的汁为白色液体，渣如丝麻，略有甘甜之味，可以解除丹毒。

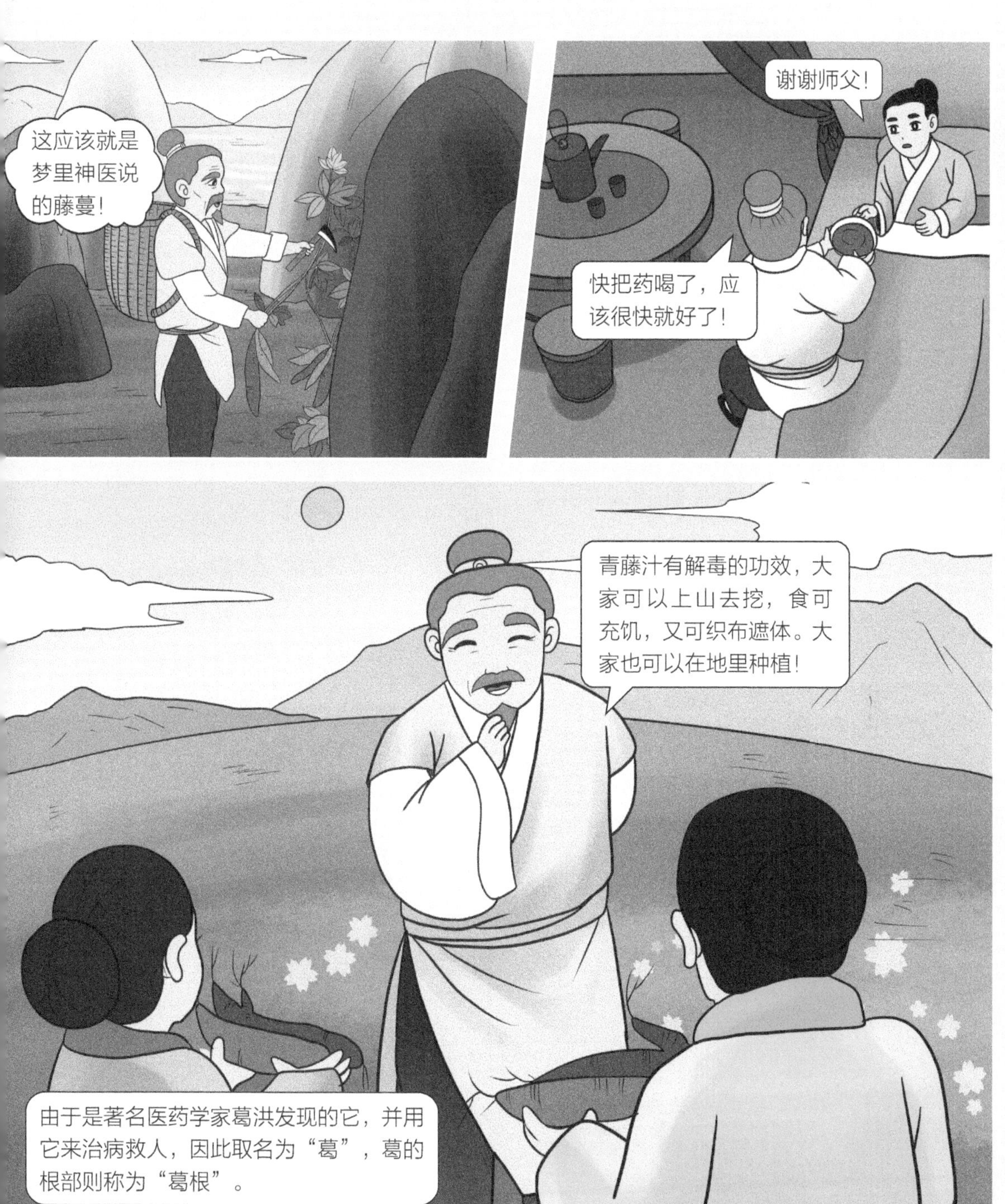
这应该就是梦里神医说的藤蔓！
谢谢师父！
快把药喝了，应该很快就好了！
青藤汁有解毒的功效，大家可以上山去挖，食可充饥，又可织布遮体。大家也可以在地里种植！
由于是著名医药学家葛洪发现的它，并用它来治病救人，因此取名为“葛”，葛的根部则称为“葛根”。

医治白发的何首乌

何首乌是蓼科植物何首乌的块茎，可以温补肝肾、养血固精、润肠通便，多用于治疗头晕眼花、须发早白、未老先衰、大便干燥、腰酸膝软、糖尿病等。

何首乌不能与葱、蒜、萝卜、羊肉、羊血、猪肉一起吃，否则会降低它的治疗效果。

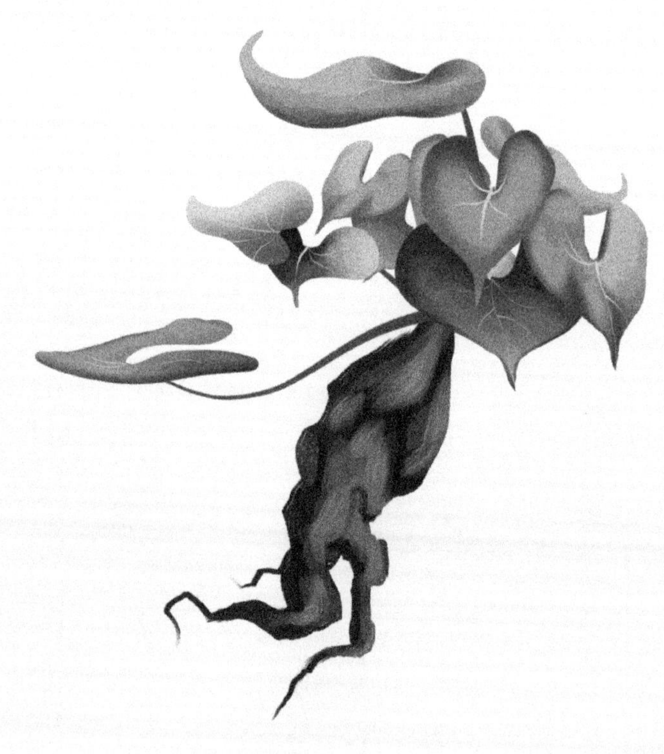

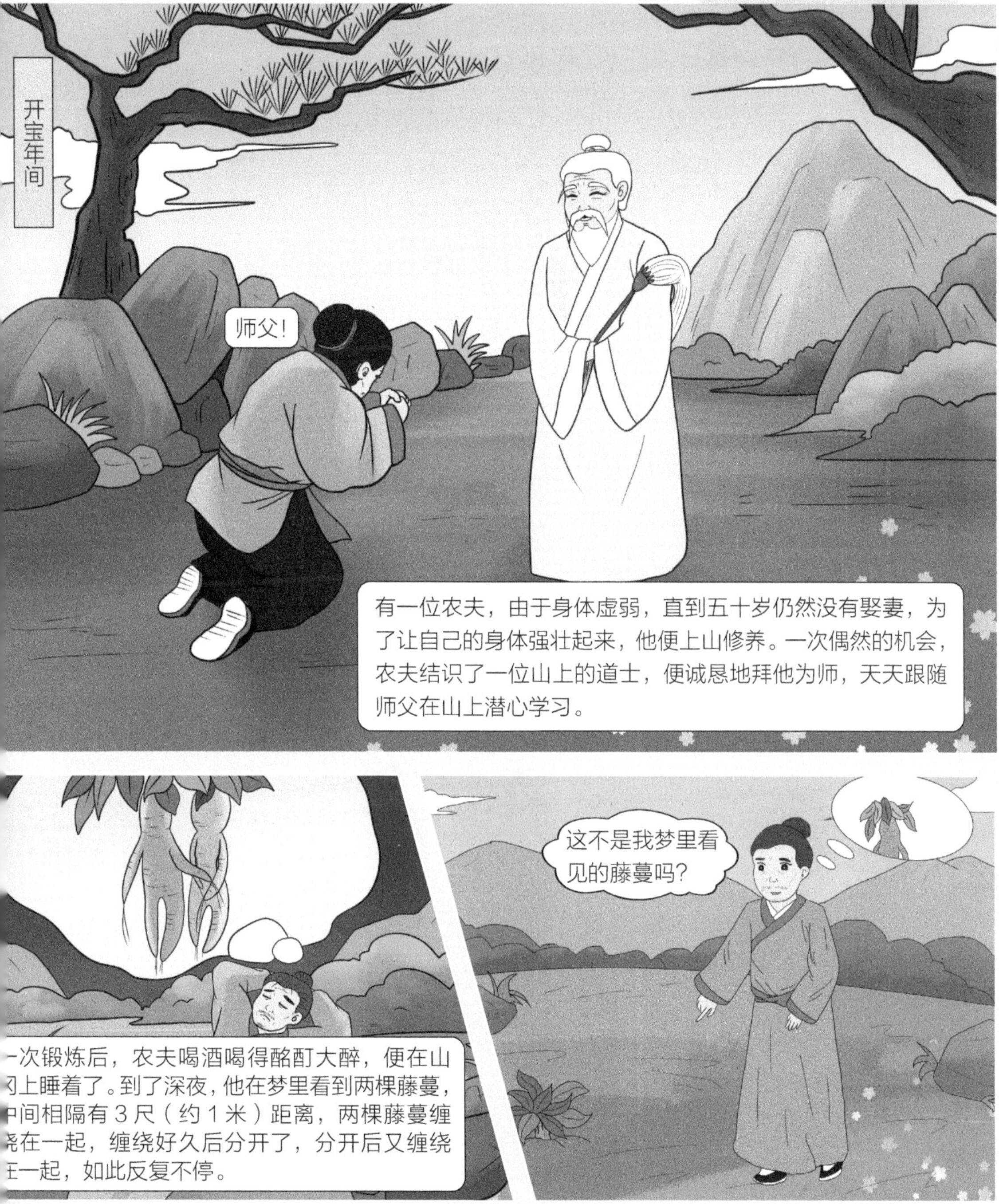

开宝年间

师父！

有一位农夫，由于身体虚弱，直到五十岁仍然没有娶妻，为了让自己的身体强壮起来，他便上山修养。一次偶然的机会，农夫结识了一位山上的道士，便诚恳地拜他为师，天天跟随师父在山上潜心学习。

一次锻炼后，农夫喝酒喝得酩酊大醉，便在山
上睡着了。到了深夜，他在梦里看到两棵藤蔓，
间相隔有 3 尺（约 1 米）距离，两棵藤蔓缠
在一起，缠绕好久后分开了，分开后又缠绕
一起，如此反复不停。
这不是我梦里看见的藤蔓吗？

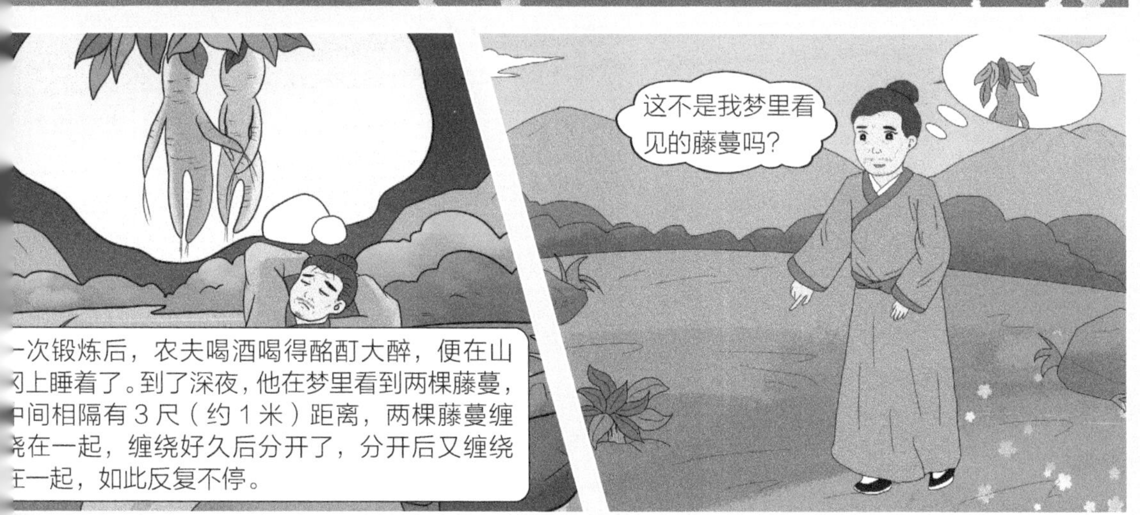

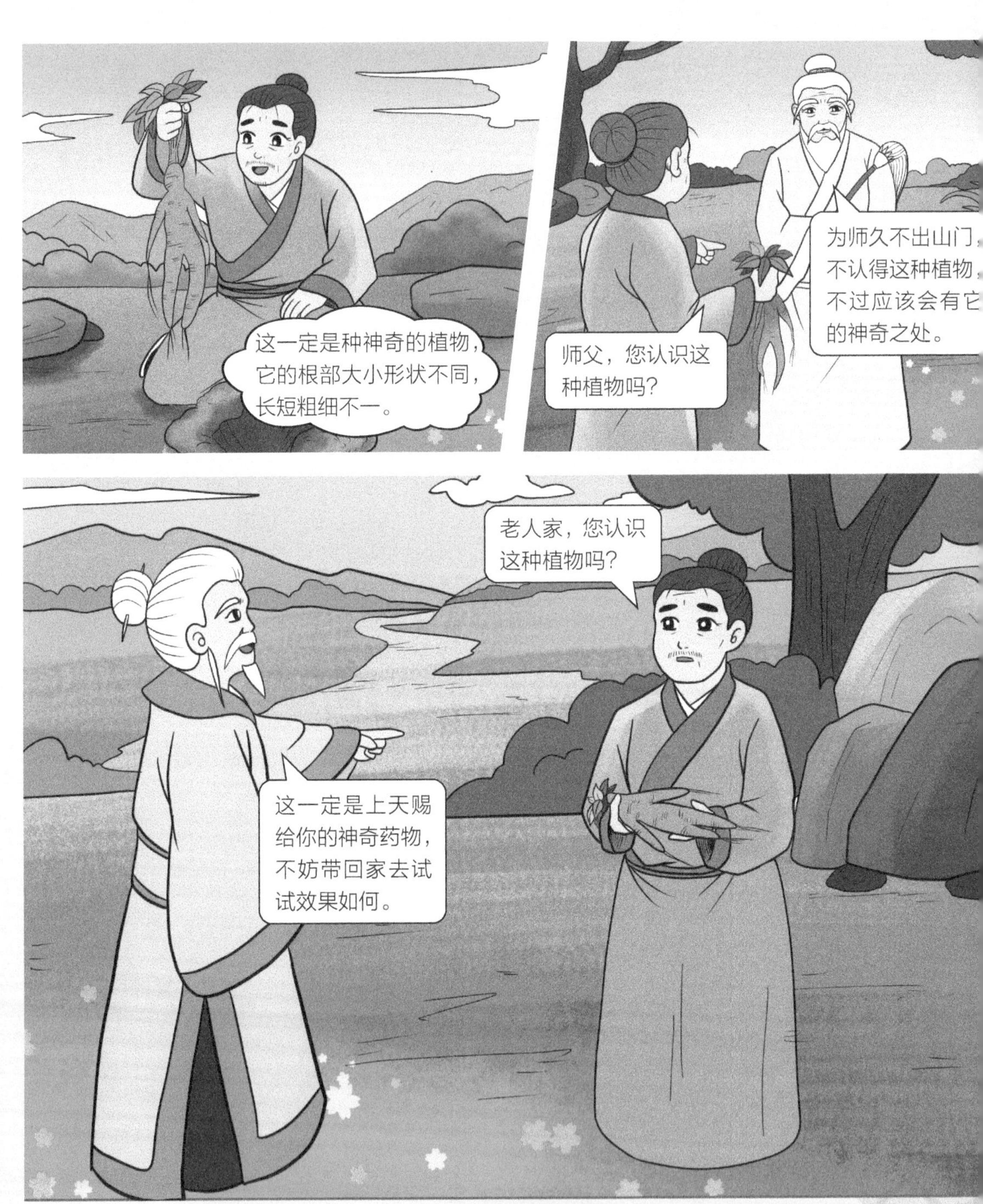
这一定是种神奇的植物，
它的根部大小形状不同，
长短粗细不一。
师父，您认识这
种植物吗？
为师久不出山门，
不认得这种植物，
不过应该会有它
的神奇之处。
老人家，您认识
这种植物吗？
这一定是上天赐
给你的神奇药物，
不妨带回家去试
试效果如何。

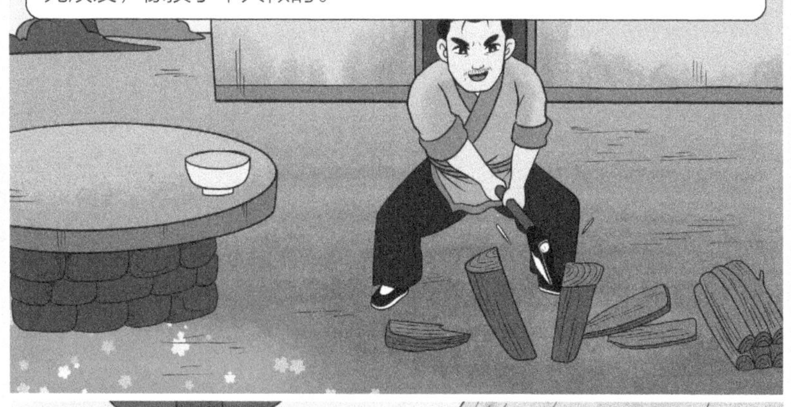
听了老人的话后，农夫就把它带回了家，洗净晾干后磨成粉末，用酒浸泡数日，每天坚持空腹服用1钱（3克），连续服用几个月后，身体渐渐好转起来，于是每天早上又增加到了2钱（6克）的药量，数月后，不单身体强壮起来了，头发也乌黑发亮，精神饱满，容光焕发，像换了个人似的。

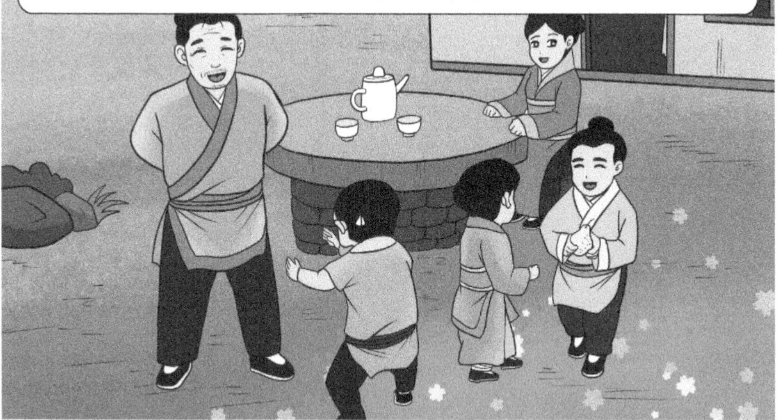
后来农夫结婚生子，10年间生了好几个孩子，就给自己改名为“能嗣”，据说活到了70多岁（这在古代是长寿的岁数了）。他有一个叫延秀的儿子，也学着父亲的方法，每天服用这种藤蔓的根，同样身体强壮如牛，也幸运地活到70多岁。

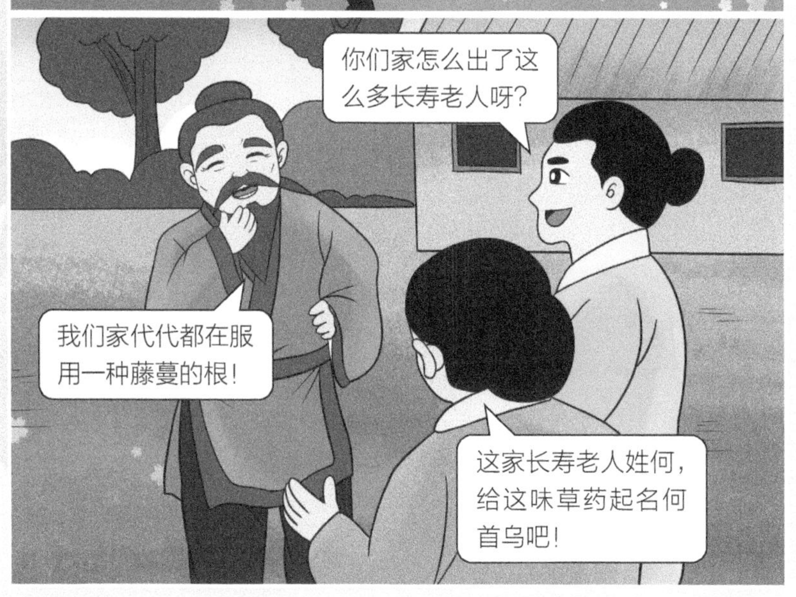
你们家怎么出了这么多长寿老人呀？
我们家代代都在服用一种藤蔓的根！
这家长寿老人姓何，给这味草药起名何首乌吧！

用心良苦的黄连

黄连，听上去就觉得是一味很苦的中药。是的，黄连确实是大苦、大寒之药，正因为这样，它才能够治疗因火热引起的各种心、肝、脾、胃疾病，比如，上半身的眼睛红肿、疼痛，口腔内生疮，呕吐、腹痛，心情不舒畅等。

但也因为黄连太苦、太寒，所以不能多吃、长期吃，否则肠胃会受不了。

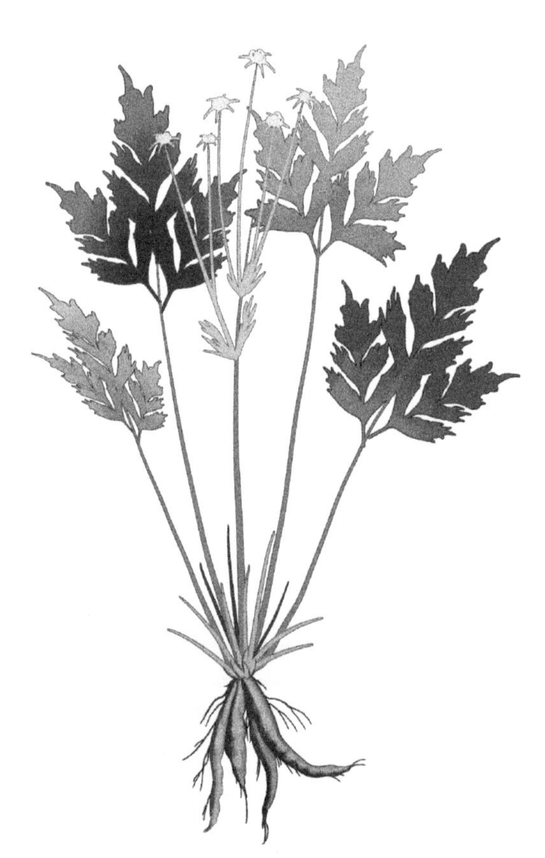

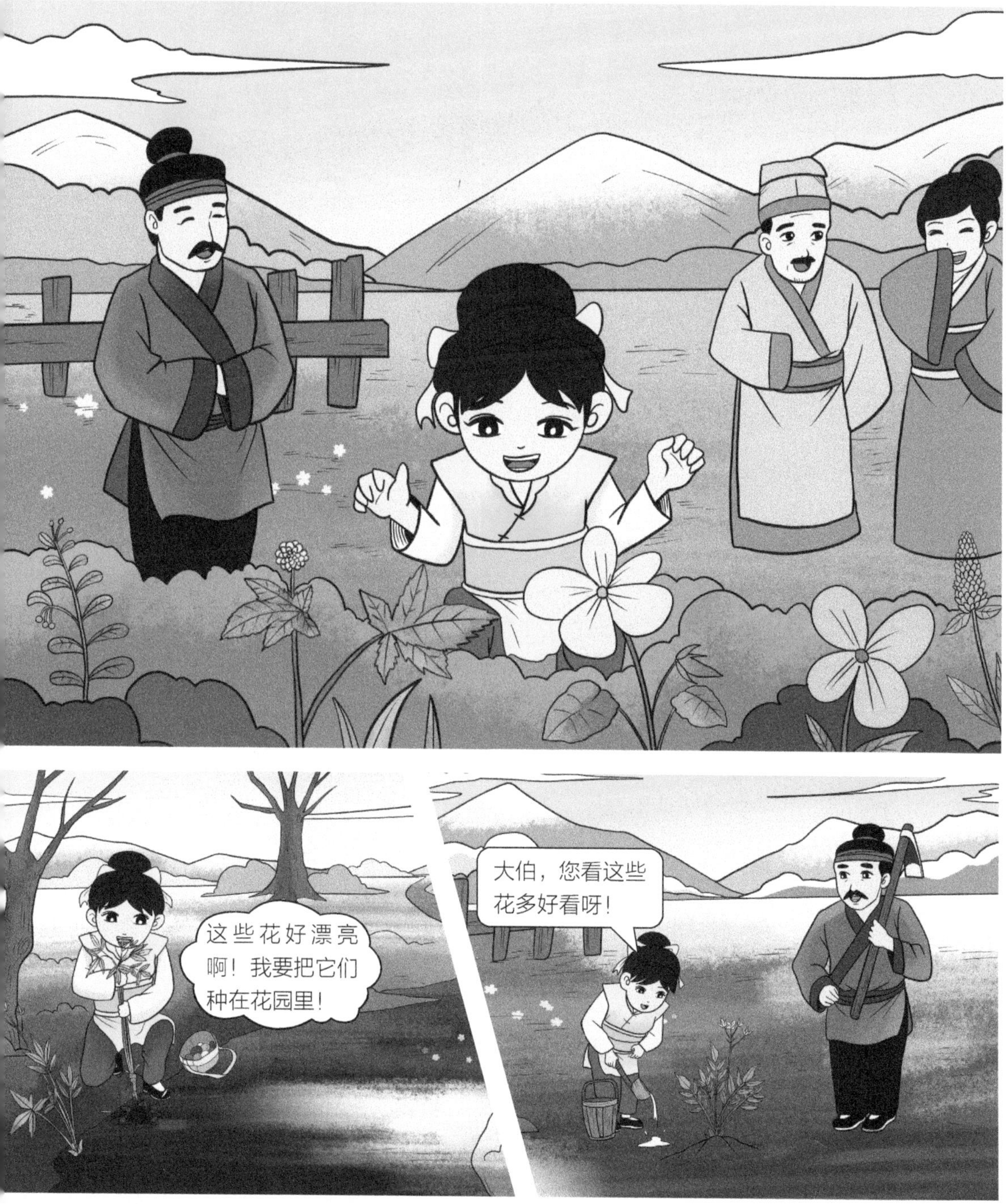

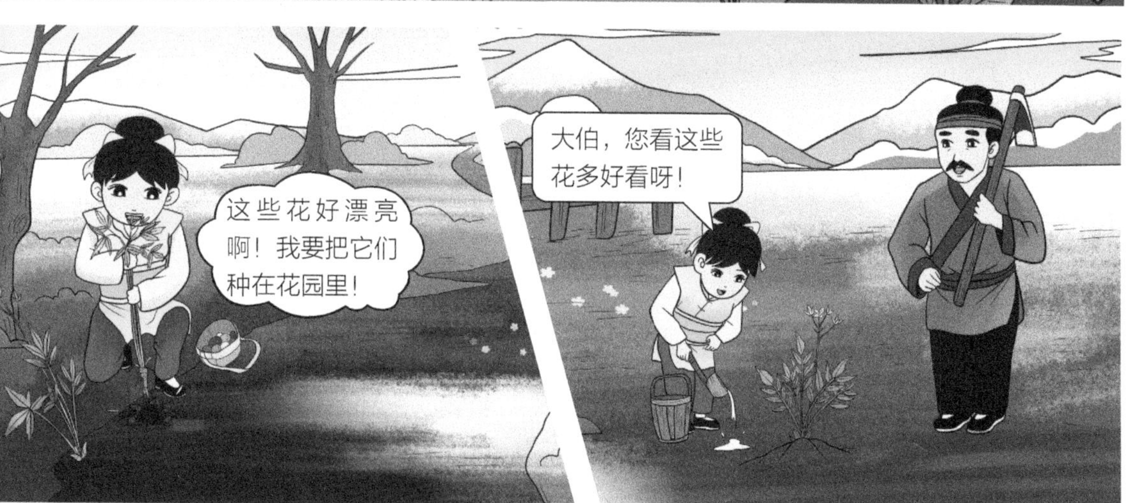
这些花好漂亮
啊！我要把它们
种在花园里！
大伯，您看这些
花多好看呀！

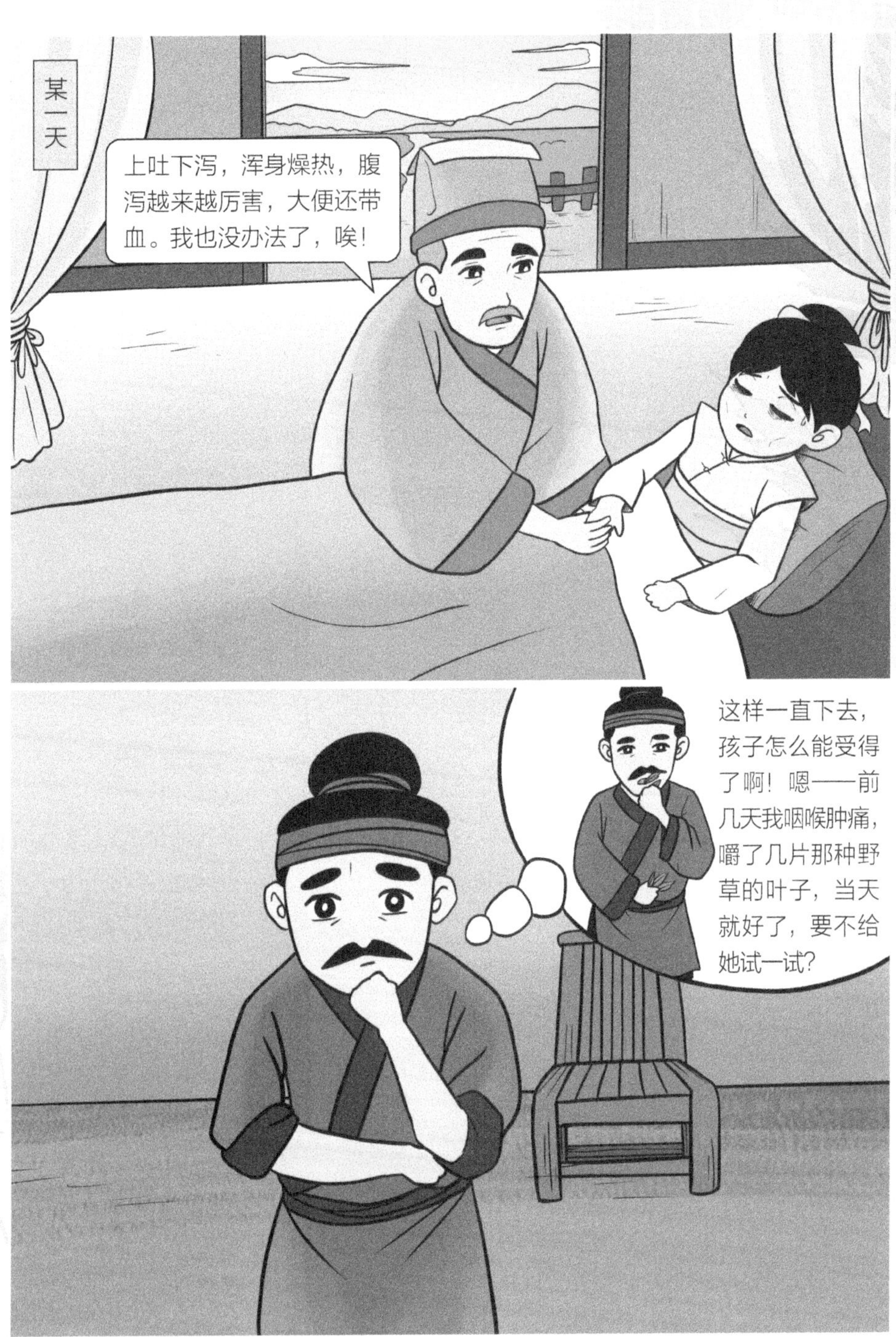
某一天
上吐下泻，浑身燥热，腹泻越来越厉害，大便还带血。我也没办法了，唉！
这样一直下去，孩子怎么能受得了啊！嗯——前几天我咽喉肿痛，嚼了几片那种野草的叶子，当天就好了，要不给她试一试？

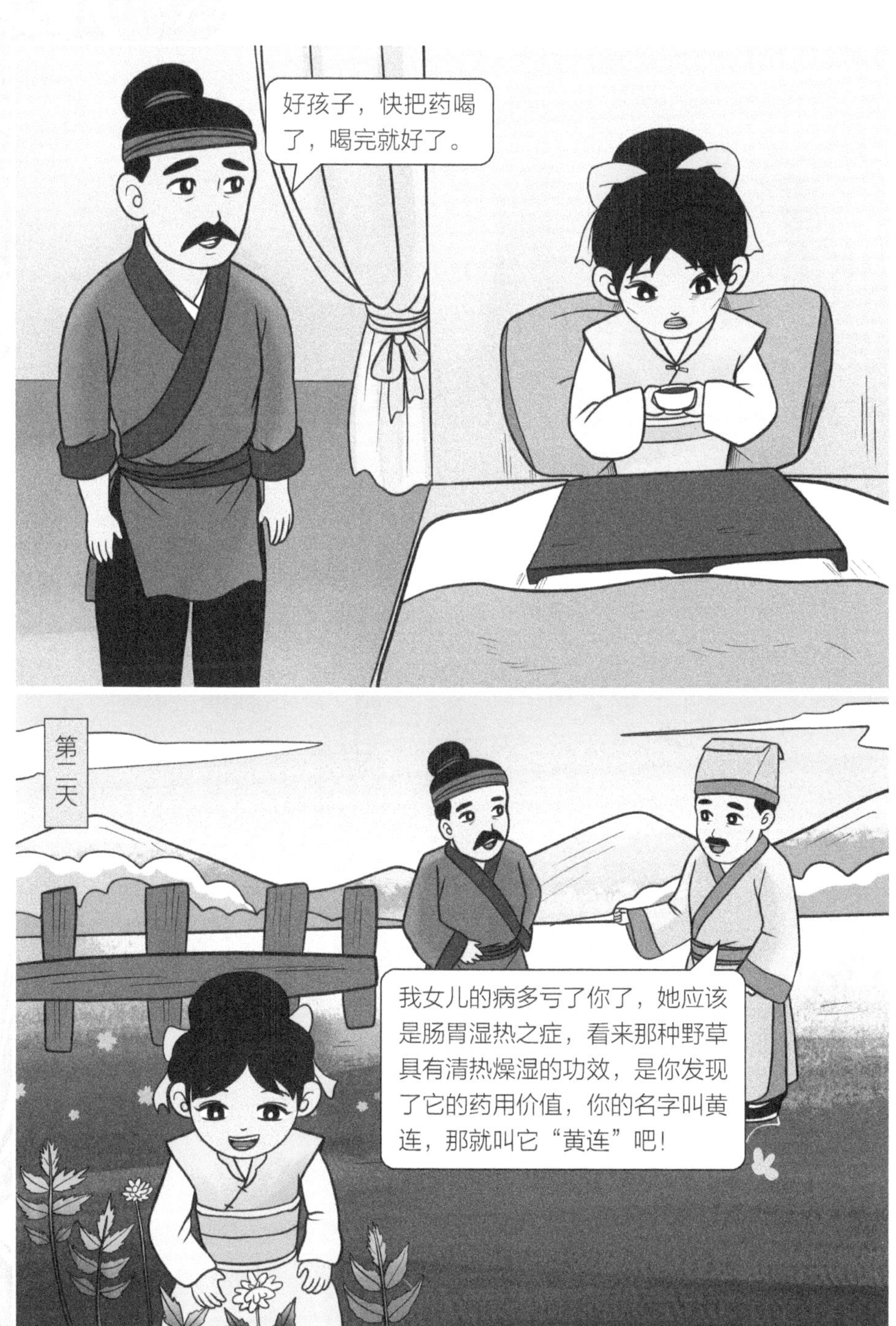
好孩子，快把药喝了，喝完就好了。
第二天
我女儿的病多亏了你了，她应该是肠胃湿热之症，看来那种野草具有清热燥湿的功效，是你发现了它的药用价值，你的名字叫黄连，那就叫它“黄连”吧！

一身正气的藿香

藿香又叫合香、苍告、山茴香，属于管状花目，唇形科多年生草本植物。可以祛暑温，治疗中暑引起的恶心、呕吐、大汗、昏厥，也可以治疗气滞引起的胃痛、胃胀、不想吃饭、饭后打嗝，还可以治疗腹泻、发烧等病症。

大家都知道的藿香正气水，虽然不用医生开药方就可以买到，但也要注意它的用药安全，因为有人使用后会出现不同程度的过敏反应，所以用前最好有医生指导。

在服用藿香正气类的感冒药时，最好不要同时吃甜食，如水果、饮料，因为作用会互相抵消，降低药效，更不能同时服用滋补性的中成药。

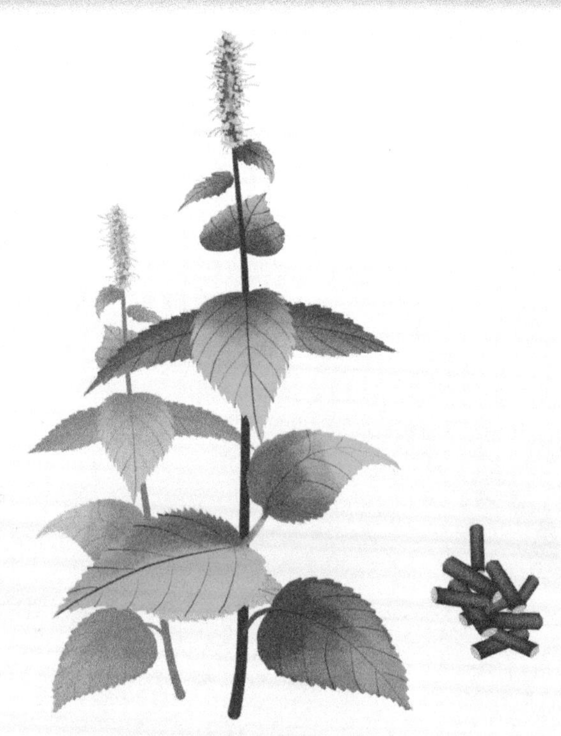

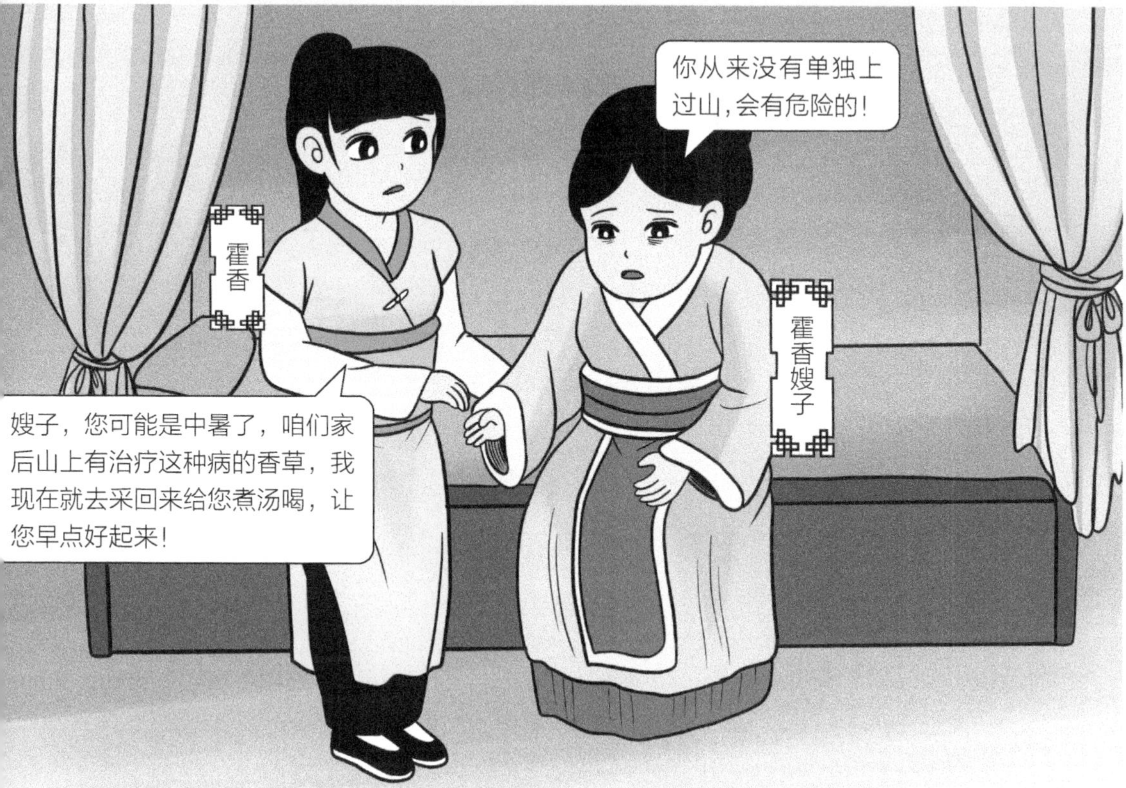

霍香

霍香嫂子

嫂子，您可能是中暑了，咱们家后山上有治疗这种病的香草，我现在就去采回来给您煮汤喝，让您早点好起来！

你从来没有单独上过山，会有危险的！

我回来了！
你这是怎么了？
采药的时候被毒蛇咬了。

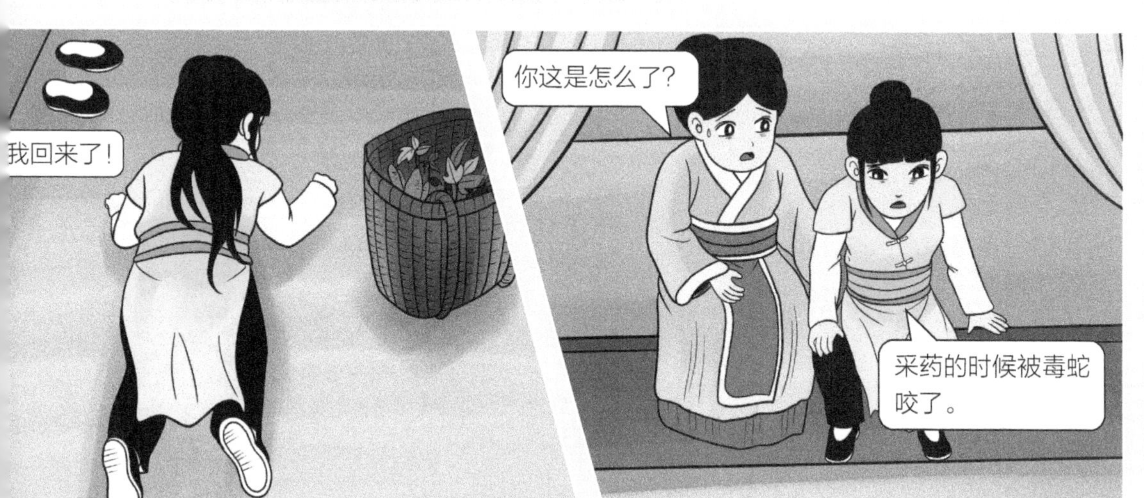

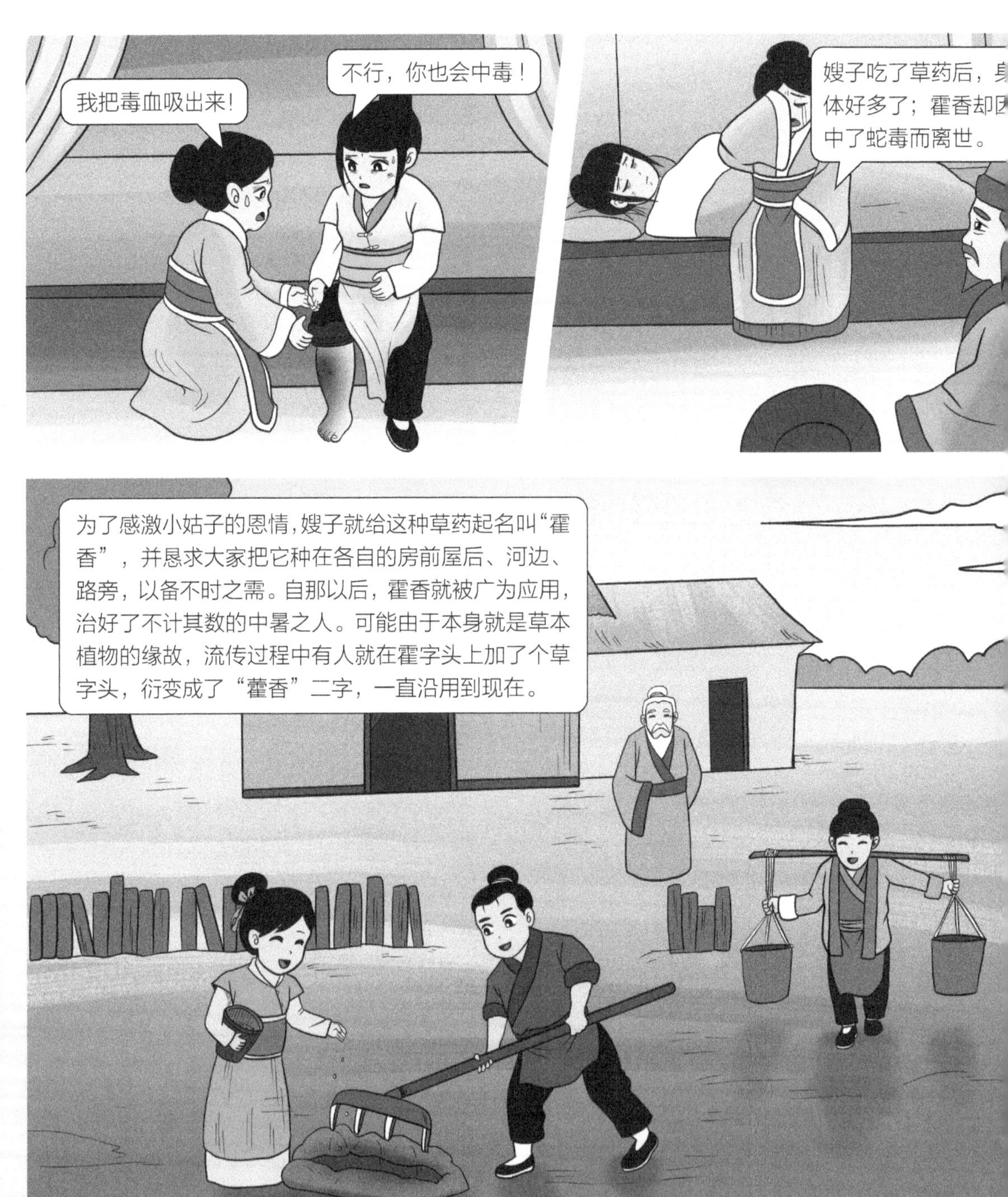
我把毒血吸出来！
不行，你也会中毒！
嫂子吃了草药后，
体好多了；霍香却
中了蛇毒而离世。
为了感激小姑子的恩情，嫂子就给这种草药起名叫“霍香”，并恳求大家把它种在各自的房前屋后、河边、路旁，以备不时之需。自那以后，霍香就被广为应用，治好了不计其数的中暑之人。可能由于本身就是草本植物的缘故，流传过程中有人就在霍字头上加了个草字头，衍变成了“藿香”二字，一直沿用到现在。

明目、固齿的决明子

决明子，大家还可以叫它“草决明”“马蹄决明”，是一年生草本植物决明或者小决明干燥成熟的种子，大多生长在村头地边、路旁、空旷的田间，长江以南地区多见，全世界热带地区都会有它的踪迹，而且生命力非常旺盛，常常会与其他的植物争夺营养物质，在北美洲地区被人们认为是难以根除的野草。

它的外形呈四方或圆柱状，酷似绿豆，因此有“假绿豆”之称。又由于它治疗眼睛疾病效果好，又有“还瞳子”的美称。

生的决明子洗净晾干，捣碎后入药，可以治疗眼睛红肿疼痛、大便干燥。用小麦的皮子炒制后，可以治疗头疼、头晕、视物模糊、白内障、青光眼等。

有很多中老年人用它来泡茶喝，以降血压、通畅大便。但对有些女性来说，长期饮用决明子茶会对身体有一些不好的影响（如月经、内分泌紊乱）。也因为它是一种泻药，长期饮用也可能会损伤身体的正气，所以还是要在医生的指导下正确服用。

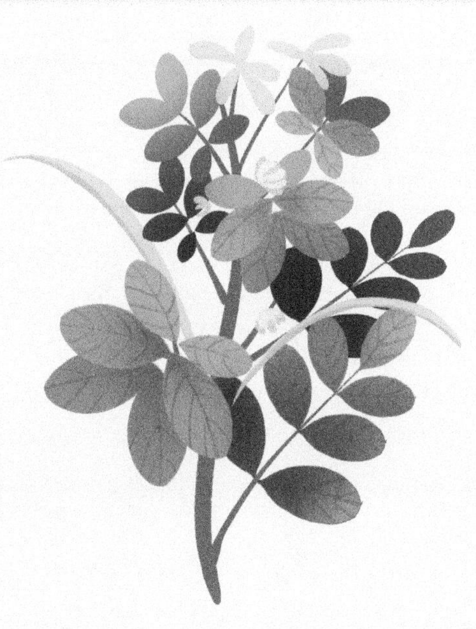

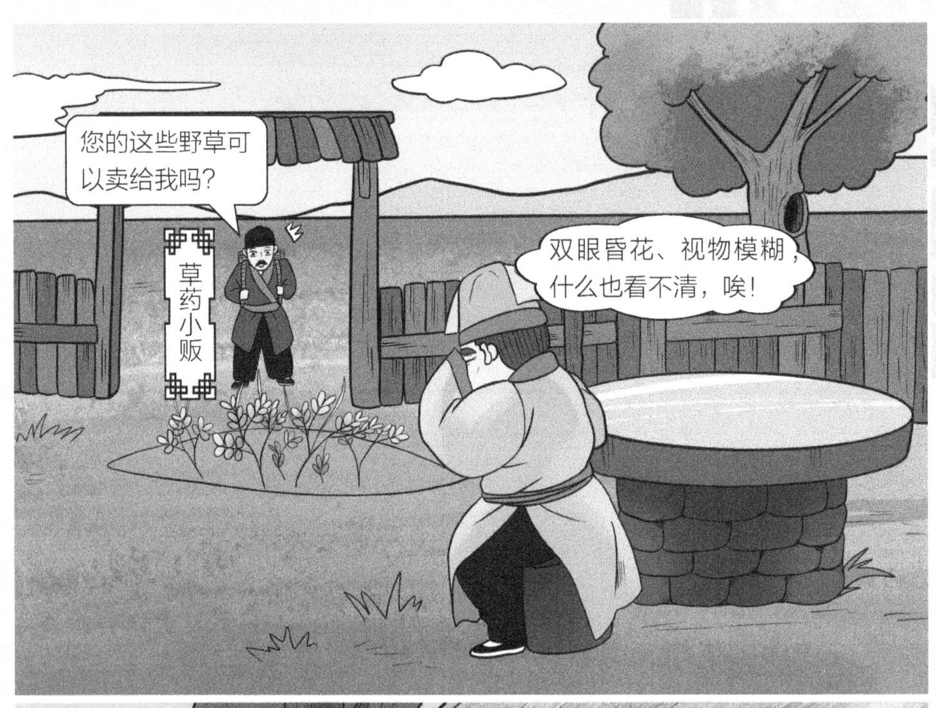
您的这些野草可以卖给我吗？
草药小贩
双眼昏花、视物模糊，什么也看不清，唉！

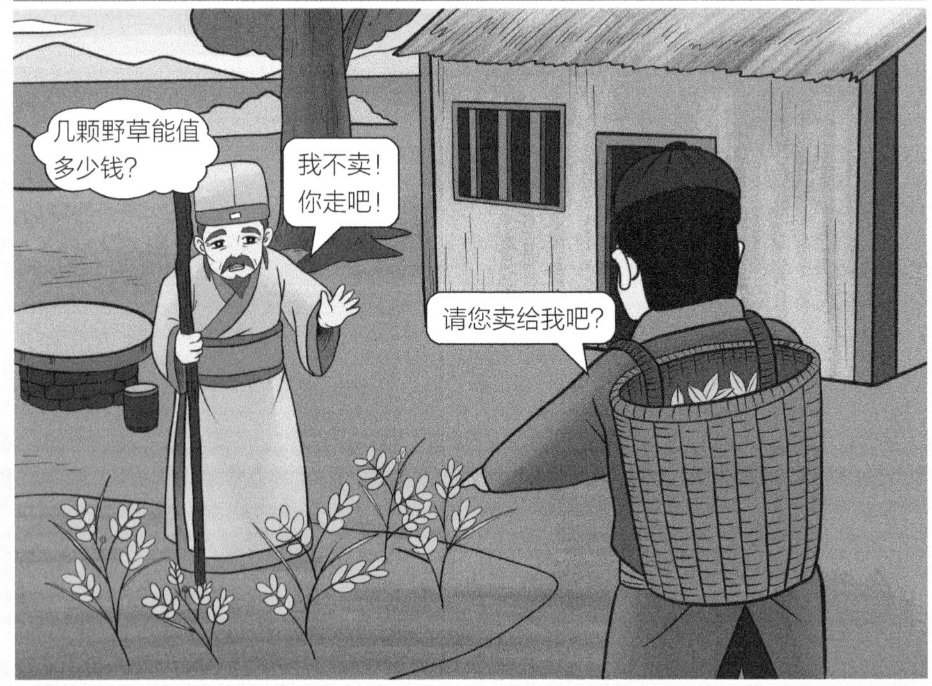
几颗野草能值多少钱？
我不卖！你走吧！
请您卖给我吧？

我不卖的，你走吧！
这些是那些野花脱
落后长出的种子，
一定是好东西。

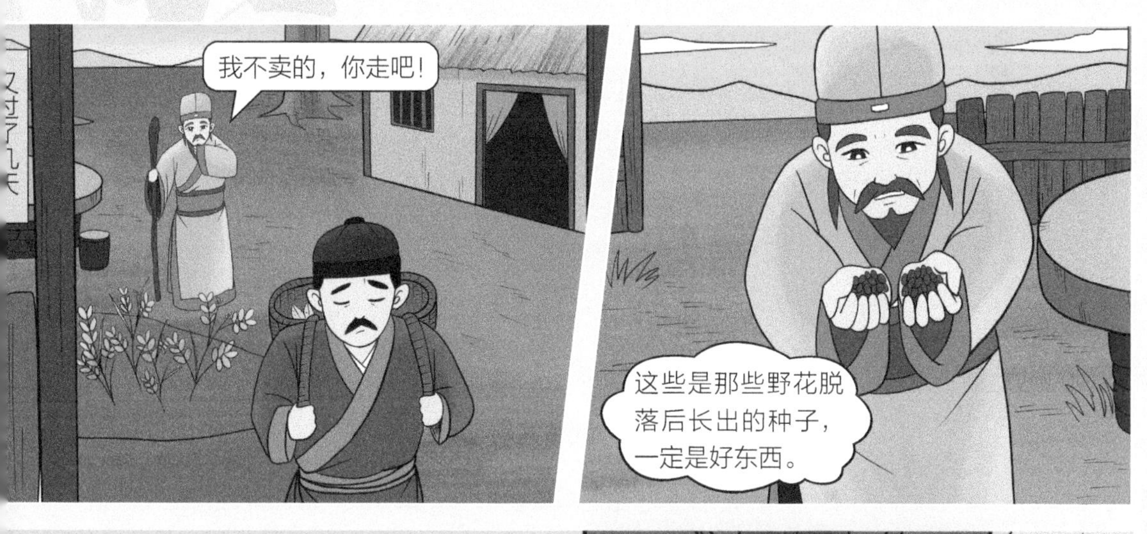

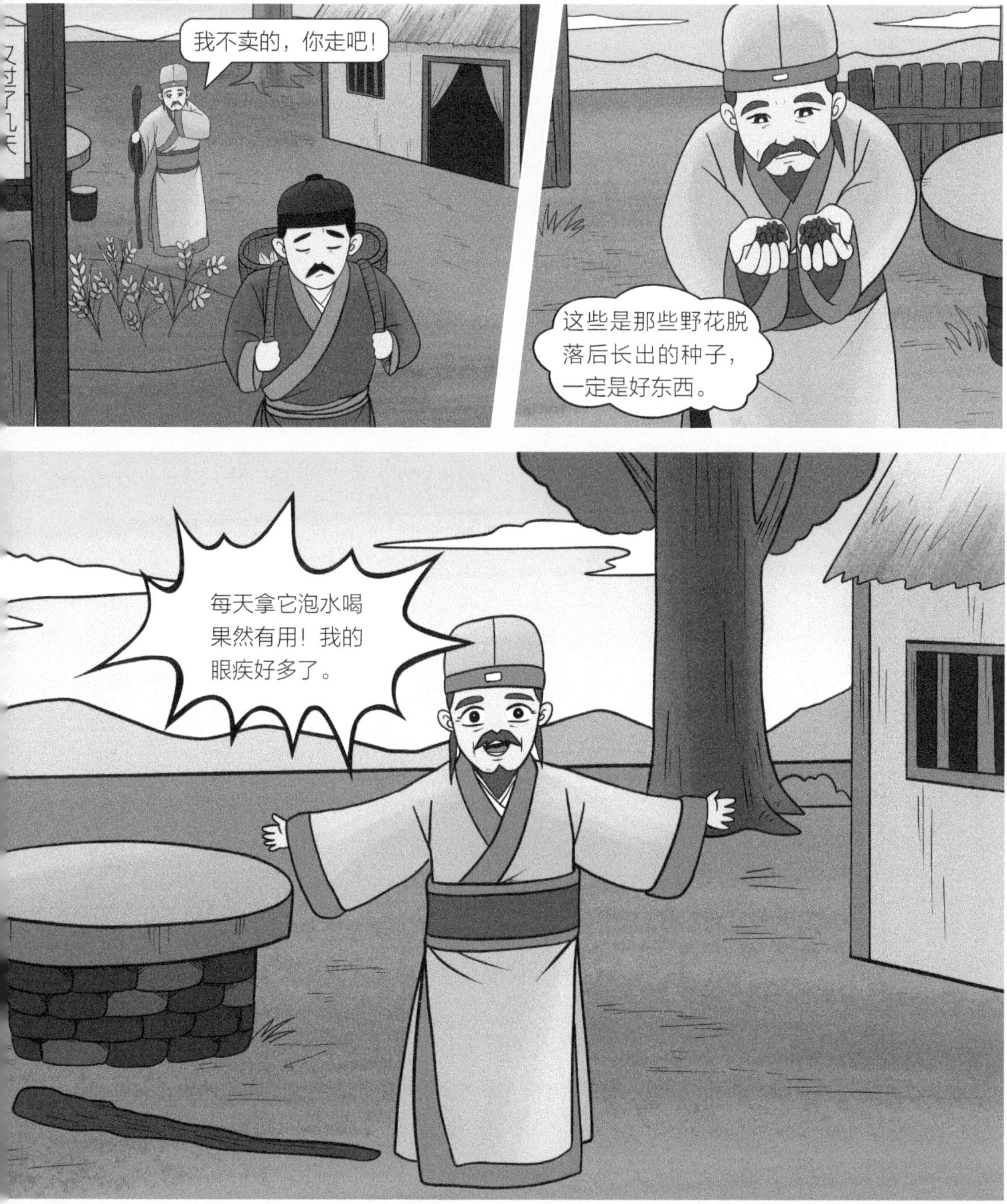

每天拿它泡水喝
果然有用！我的
眼疾好多了。

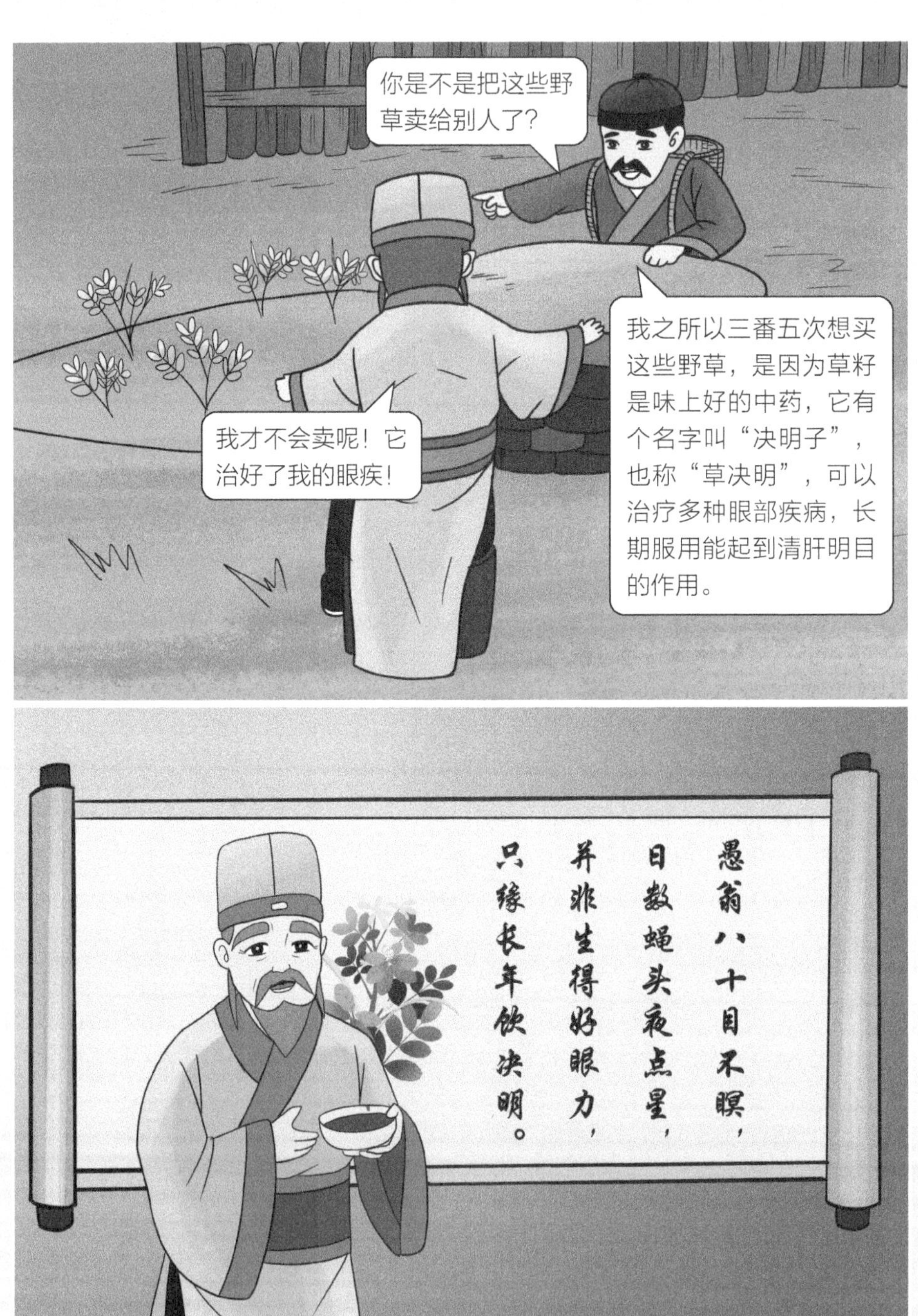
你是不是把这些野草卖给别人了？
我才不会卖呢！它治好了我的眼疾！
我之所以三番五次想买这些野草，是因为草籽是味上好的中药，它有个名字叫“决明子”，也称“草决明”，可以治疗多种眼部疾病，长期服用能起到清肝明目的作用。
愚翁八十目不瞑，
日数蝇头夜点星，
并非生得好眼力，
只缘长年饮决明。

餐桌上的良药 蒲公英

蒲公英属于多年生菊科草本植物，又叫黄花地丁、华花郎、婆婆丁，小朋友们都很喜欢它白色冠毛结成的绒球，种子随风飘浮在空中，到新的地方去孕育新的生命。

它是一味清热解毒、利尿消肿的良药，可以治疗咽喉炎、扁桃体炎、气管炎、牙龈肿痛、结膜炎，以及皮肤上的一些炎症等；它也是一种食物，可以用它来拌凉菜、做汤，或者做包子、饺子馅料。但由于它比较苦，而且性味比较寒凉，所以脾胃虚弱怕凉，容易腹泻的人不适合吃。如果用量过多还可能出现恶心、呕吐、肚子不舒服等问题，有人也会有过敏反应。

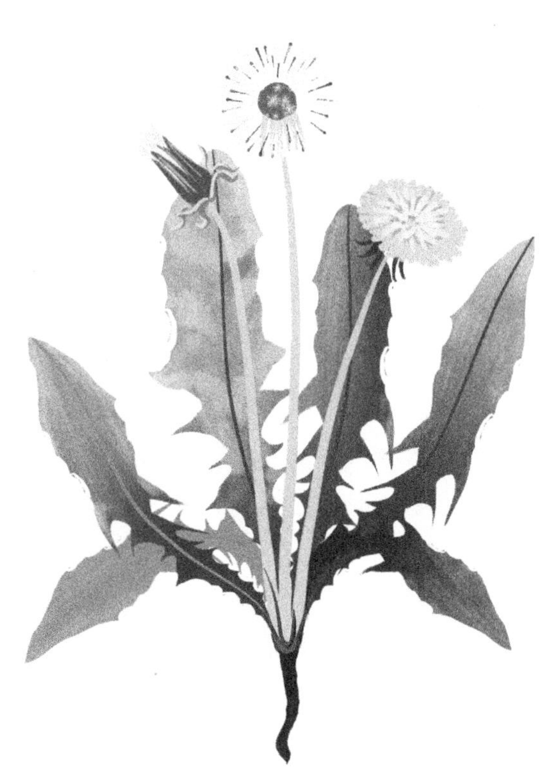

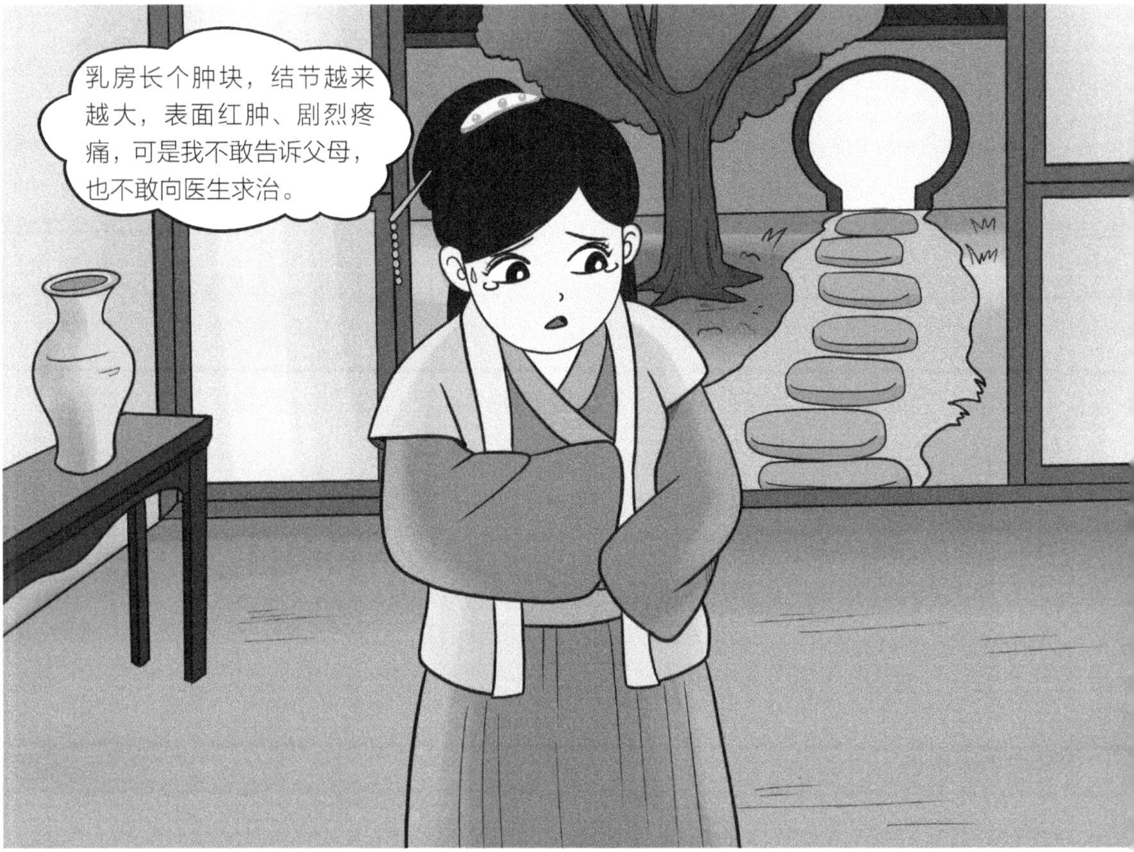

乳房长个肿块，结节越来越大，表面红肿、剧烈疼痛，可是我不敢告诉父母，也不敢向医生求治。

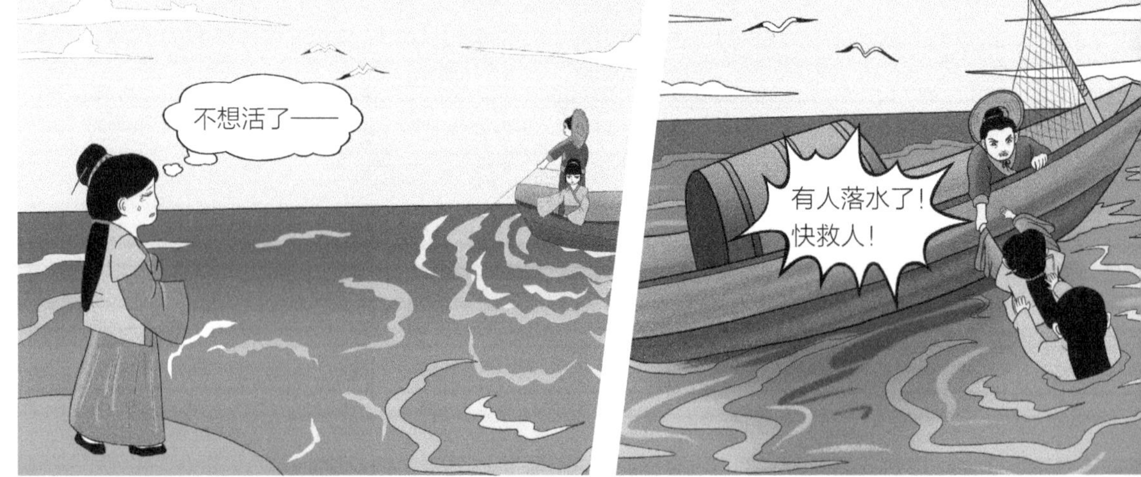

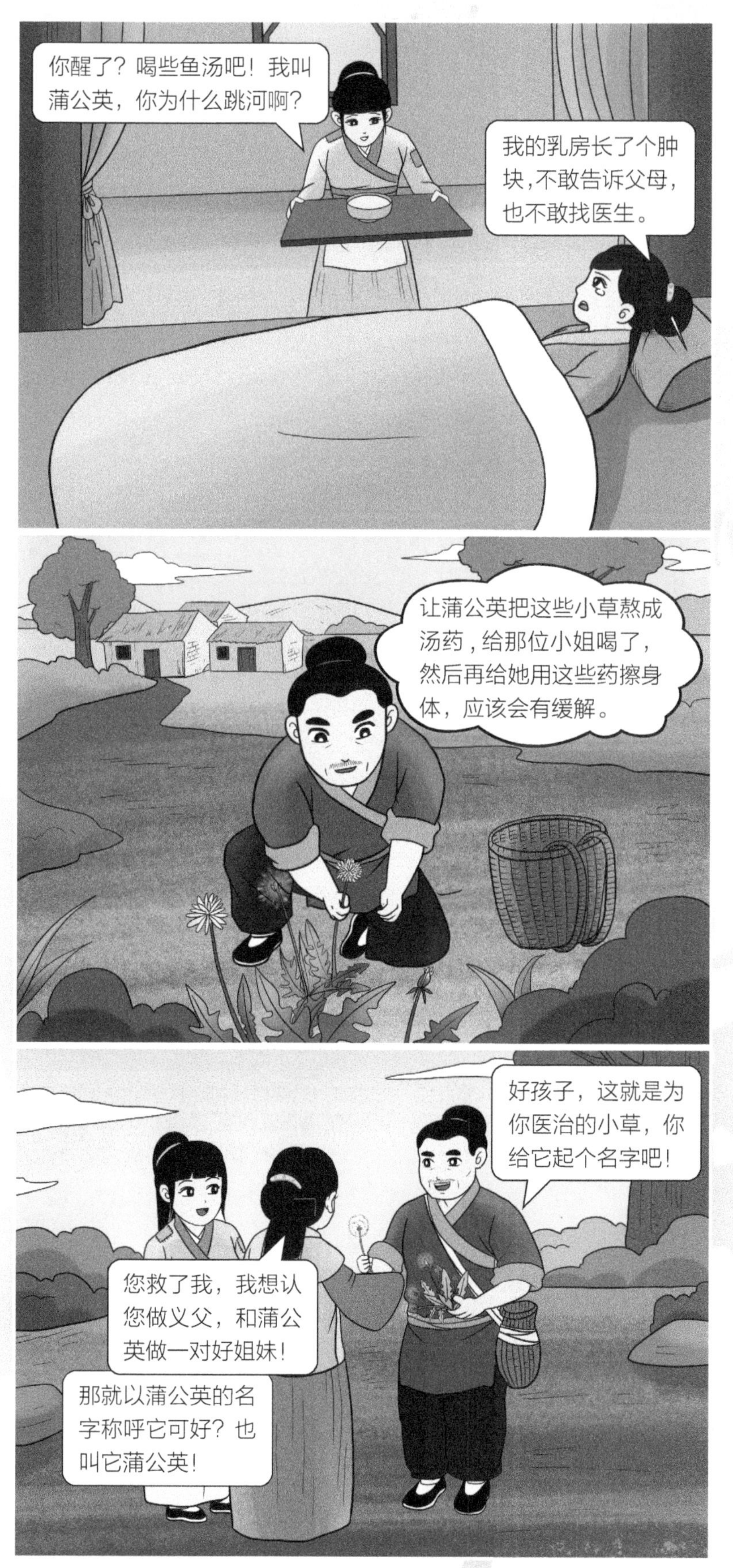
你醒了？喝些鱼汤吧！我叫蒲公英，你为什么跳河啊？
我的乳房长了个肿块，不敢告诉父母，也不敢找医生。
让蒲公英把这些小草熬成汤药，给那位小姐喝了，然后再给她用这些药擦身体，应该会有缓解。
好孩子，这就是为你医治的小草，你给它起个名字吧！
您救了我，我想认您做义父，和蒲公英做一对好姐妹！
那就以蒲公英的名字称呼它可好？也叫它蒲公英！

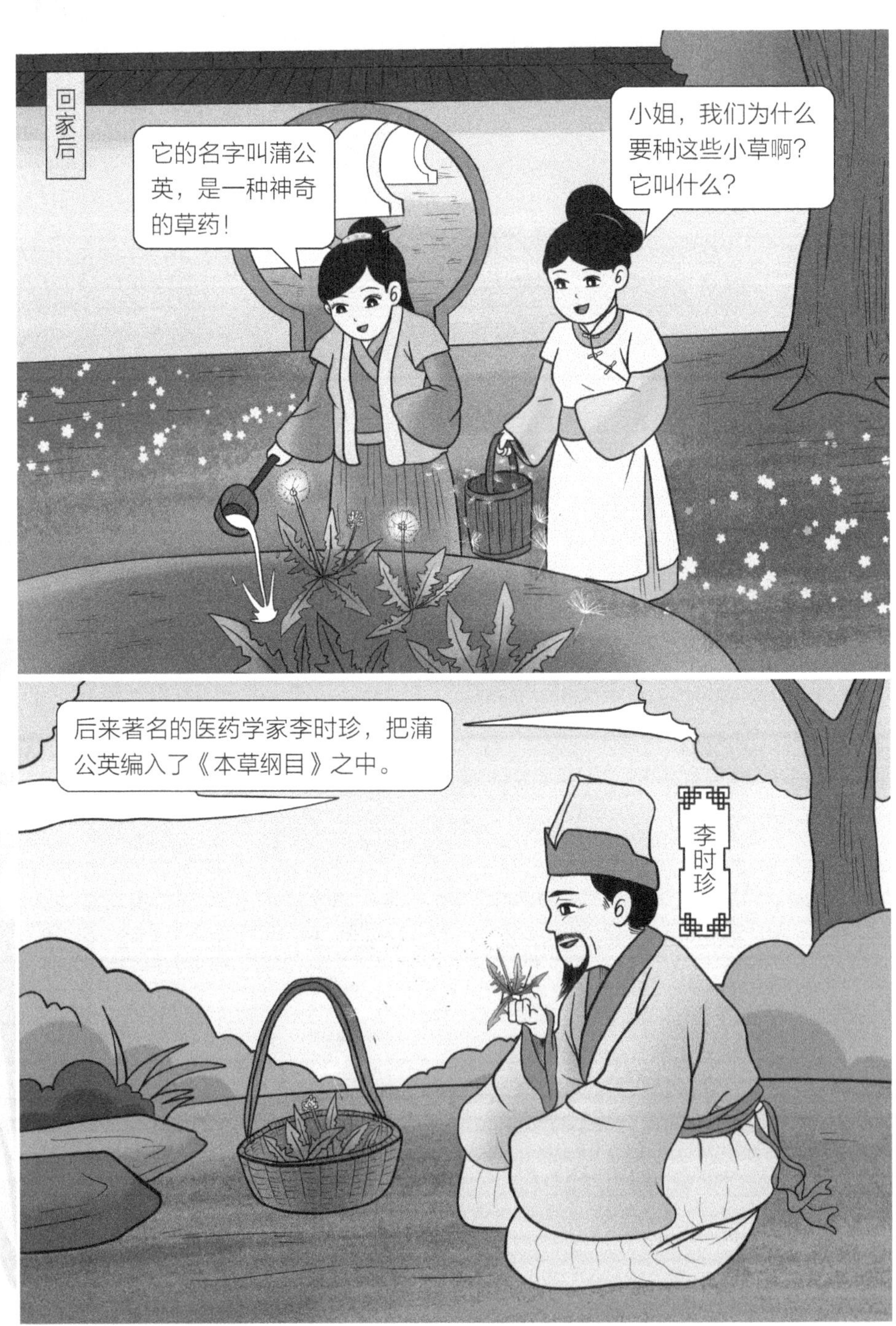
回家后
小姐，我们为什么
要种这些小草啊？
它叫什么？
它的名字叫蒲公
英，是一种神奇
的草药！
后来著名的医药学家李时珍，把蒲
公英编入了《本草纲目》之中。
李时珍

救人一命的人参

因为人参是非常名贵的中草药，所以被称为“百草之王”，主要生长于我国东北地区，也是东北的“三宝”之一。由于在吉林省白山市抚松县的数量最多，质量最好，所以又叫它“吉林参”，在野外自然生长出来的叫“山参”，通过人工栽培种植出来的叫“园参”，而把种子播种在原始森林里让它自然生长出来的有个更好听的名字，叫“林下山参”。

人参的吃法有很多种：泡茶法、吞服法、蒸汁法、嚼片法、冲奶法、炖鸡法、浸酒法、参枣法、参蛤法等，不同的吃法分别有不同的作用。

人参虽好，但也不能乱用，尤其是不能和破气的萝卜、茶叶、藜芦、五灵脂等一起吃，有些西药也不能和人参一起服用，更不能多吃，所以吃人参之前要先请中医进行辨别体质，再合理对症用药。

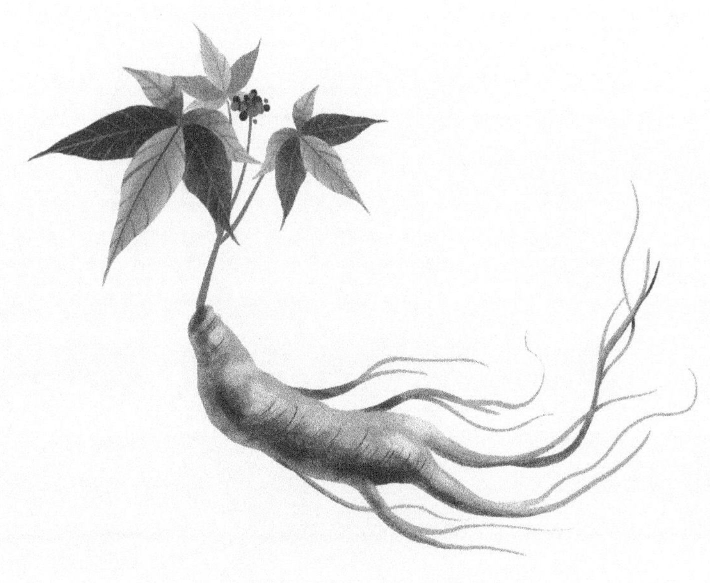

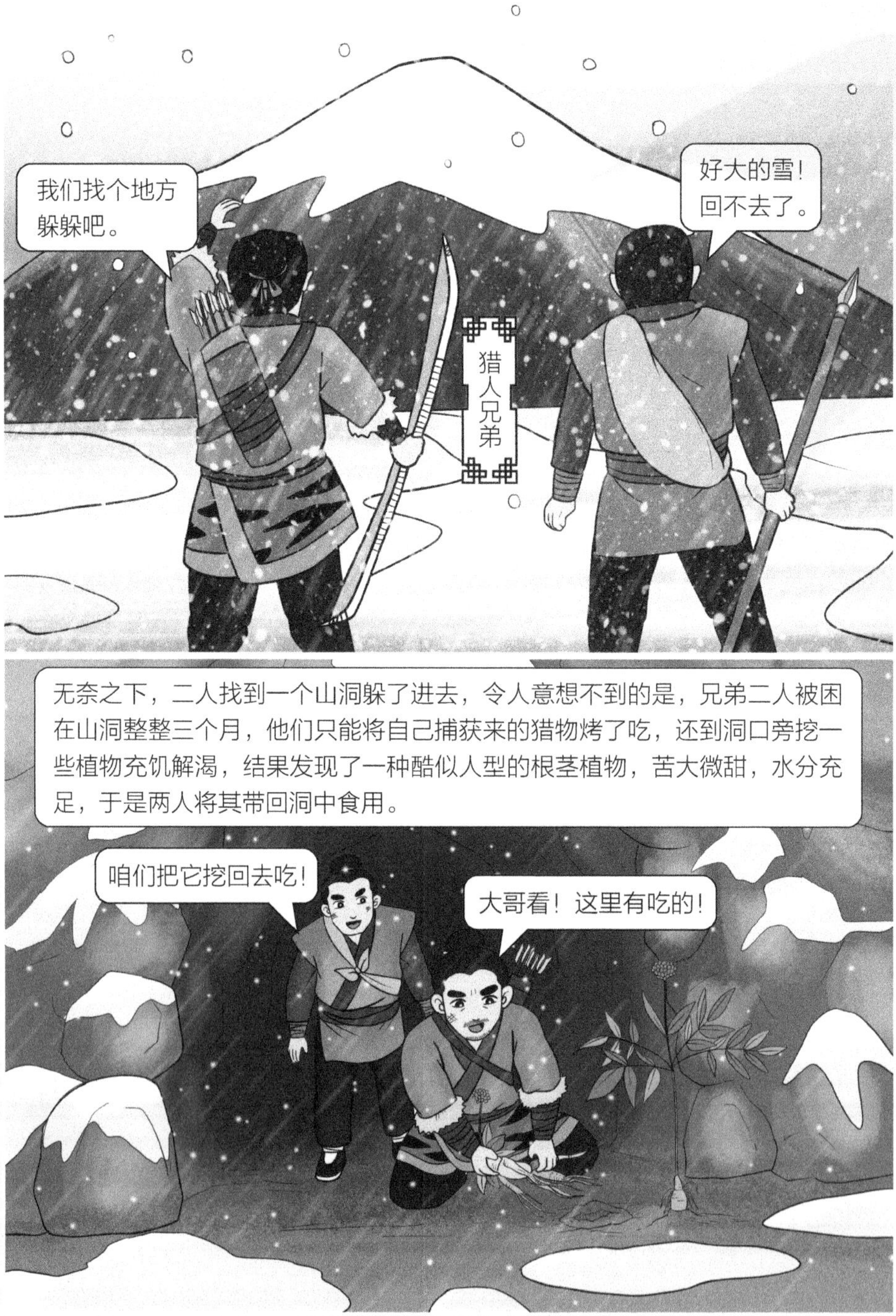

我们找个地方躲躲吧。

猎人兄弟

好大的雪！回不去了。

无奈之下，二人找到一个山洞躲了进去，令人意想不到的是，兄弟二人被困在山洞整整三个月，他们只能将自己捕获来的猎物烤了吃，还到洞口旁挖一些植物充饥解渴，结果发现了一种酷似人型的根茎植物，苦大微甜，水分充足，于是两人将其带回洞中食用。

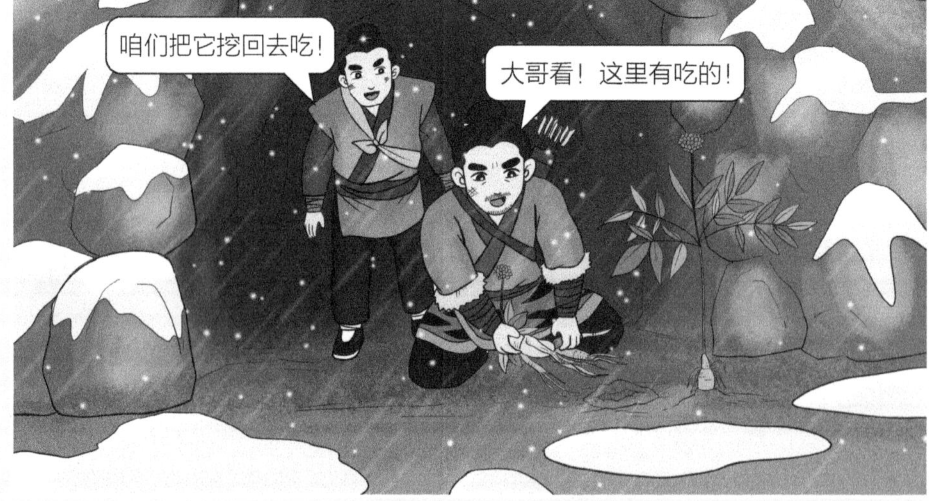

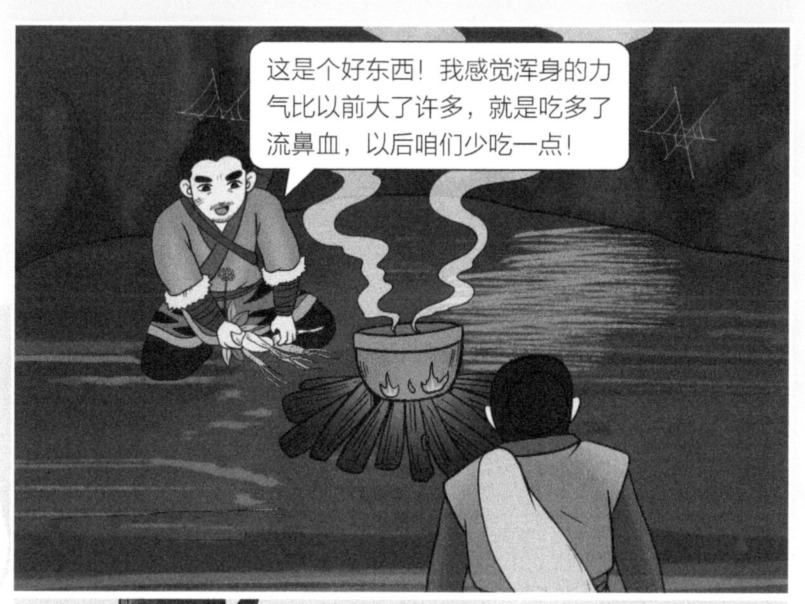
这是个好东西！我感觉浑身的力气比以前大了许多，就是吃多了流鼻血，以后咱们少吃一点！

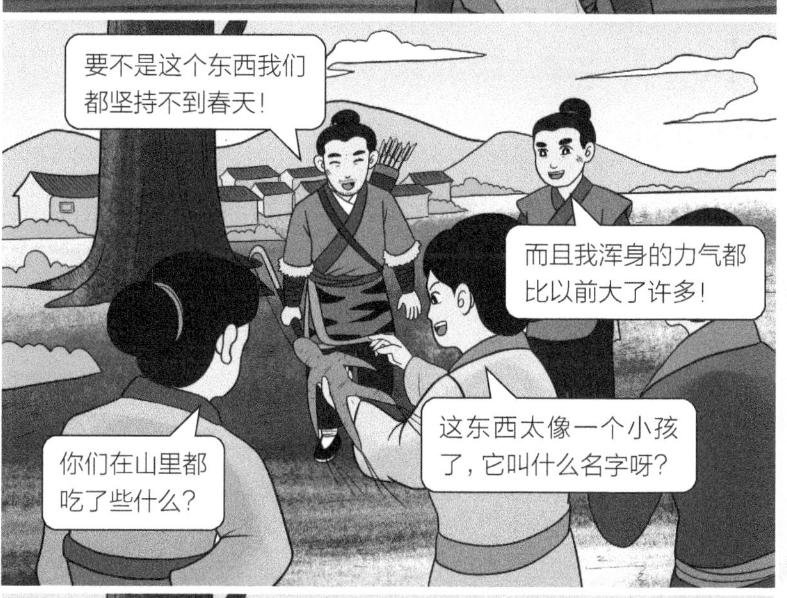
要不是这个东西我们都坚持不到春天！
而且我浑身的力气都比以前大了许多！
你们在山里都吃了些什么？
这东西太像一个小孩了，它叫什么名字呀？

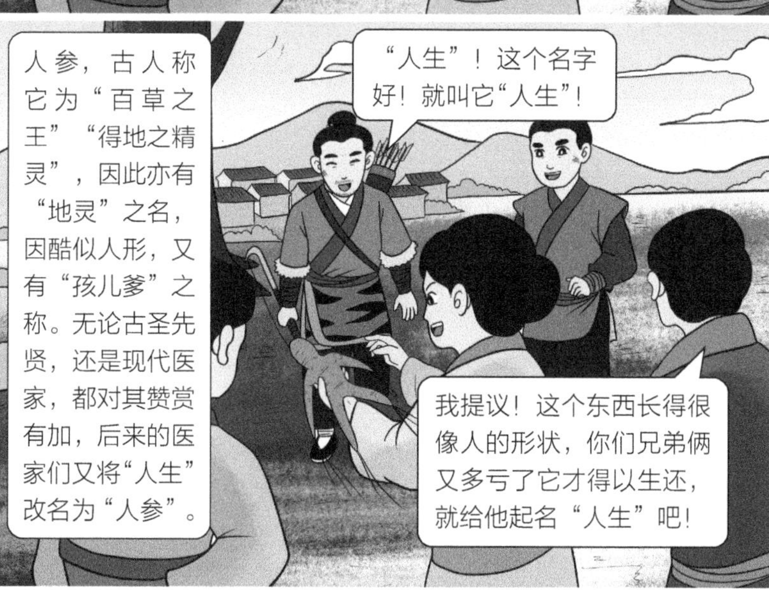
人参，古人称它为“百草之王”“得地之精灵”，因此亦有“地灵”之名，因酷似人形，又有“孩儿爹”之称。无论古圣先贤，还是现代医家，都对其赞赏有加，后来的医家们又将“人生”改名为“人参”。
我提议！这个东西长得很像人的形状，你们兄弟俩又多亏了它才得以生还，就给他起名“人生”吧！
“人生”！这个名字好！就叫它“人生”！

既治睡不着又治睡不醒的酸枣仁

酸枣仁又名“山枣仁”“山酸枣”，是鼠李科植物酸枣的成熟、干燥的种子。它的主要作用是养心补肝、宁心安神、敛汗生津，能够让经常睡不着觉的人摆脱失眠的困扰，睡上一个安稳觉，不再做噩梦；让神经衰弱者振奋精神，活力满满；令体质虚弱、爱出汗的人，强壮起来，并且及时补充维生素、蛋白质等有益的微量元素；给津伤口渴者补充水分，滋润口腔；让心慌的人平稳心情。

酸枣仁食用过多或者不恰当，也会出现腹泻、嘴唇麻木、反酸等不舒服的反应。

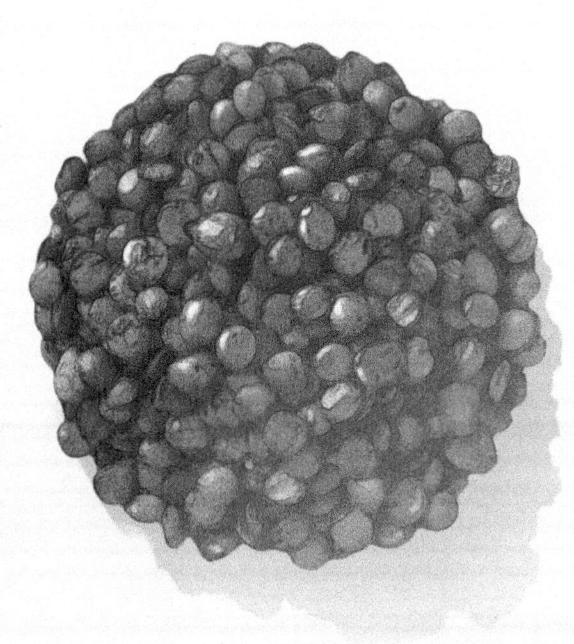

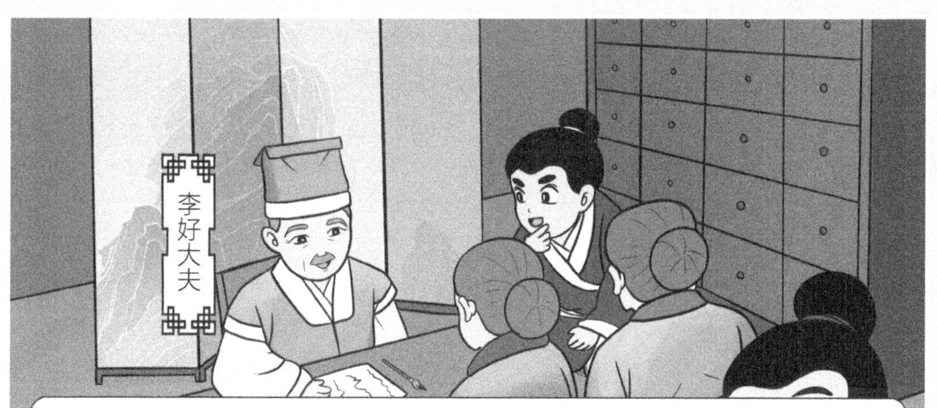
李好大夫
相传，在重庆万州武陵镇的东边，有一个远近闻名、医术精湛的李好大夫，他非常擅长治疗失眠与嗜睡，每天前来看病的人络绎不绝。镇西边的崔牛皮大夫非常嫉妒他的医术，虽然自己的医馆奢侈豪华，但很少有病人找他看病。这令崔大夫百思不得其解，整天想方设法要弄清李大夫的秘诀。由于两人相识，碍于面子，崔大夫不便前往探查，便让自己的两个徒弟，一个装睡不着，一个装睡不醒，前去李大夫的医馆就诊。两个徒弟混在找李大夫看病的人群中，一边假装排队看病，一边偷偷摸摸地打听别人的病情和治疗方法。

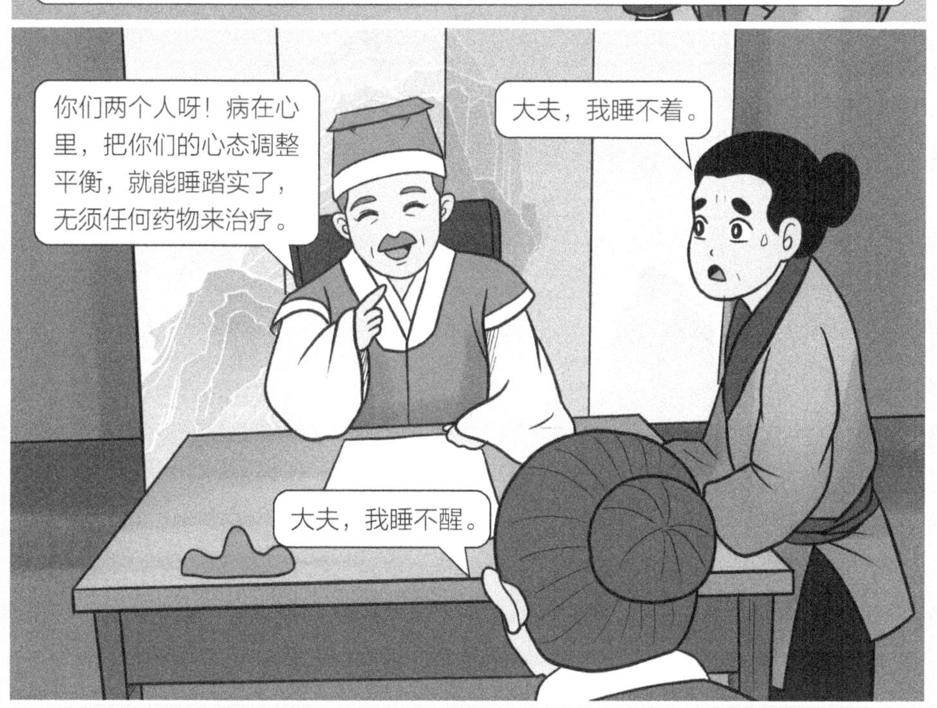
大夫，我睡不着。
大夫，我睡不醒。
你们两个人呀！病在心里，把你们的心态调整平衡，就能睡踏实了，无须任何药物来治疗。

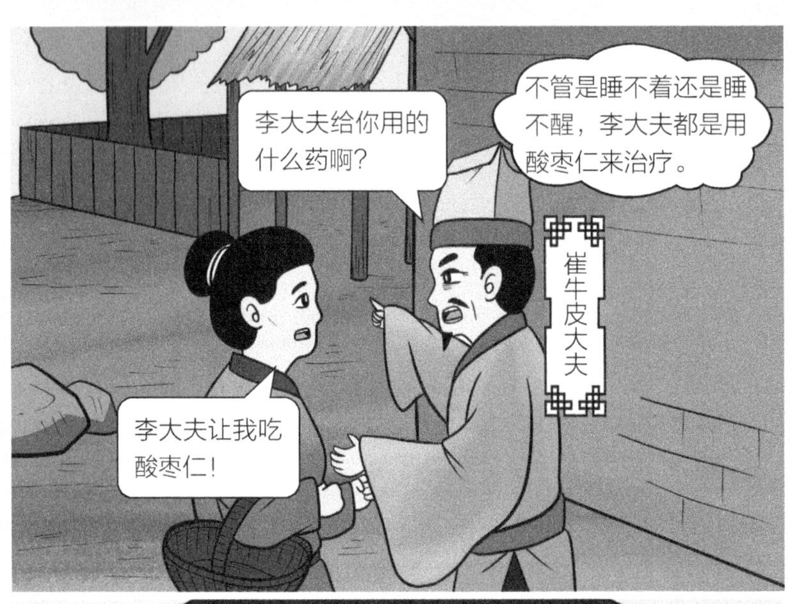
李大夫给你用的
什么药啊？
不管是睡不着还是睡不醒，李大夫都是用酸枣仁来治疗。
崔牛皮大夫
李大夫让我吃酸枣仁！

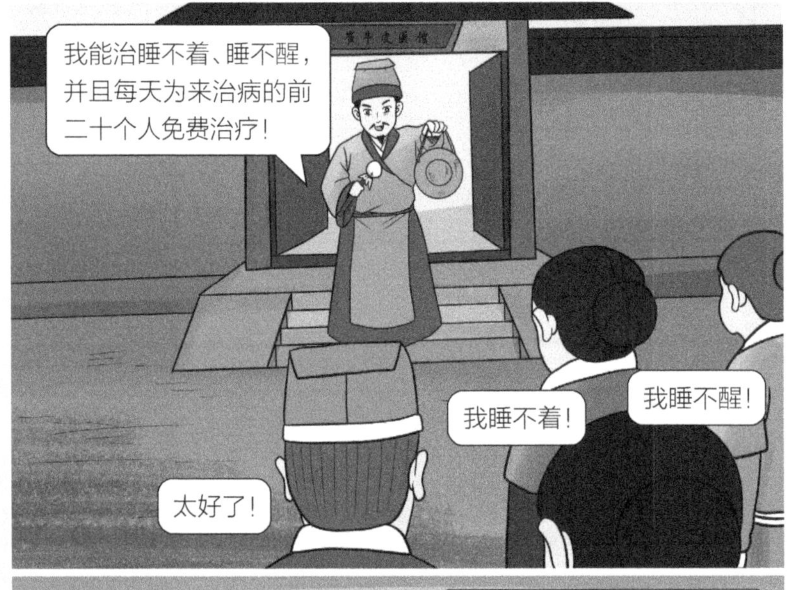
我能治睡不着、睡不醒，并且每天为来治病的前二十个人免费治疗！
我睡不醒！
我睡不着！
太好了！

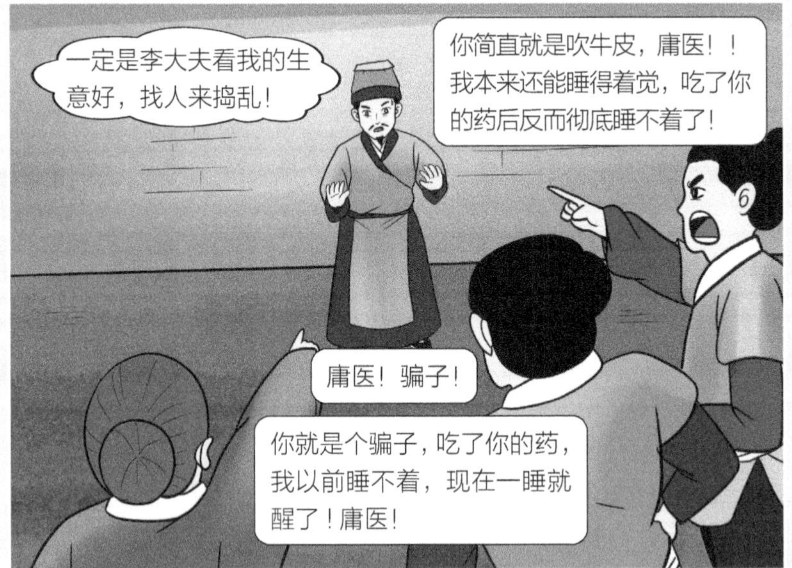
一定是李大夫看我的生意好，找人来捣乱！
你简直就是吹牛皮，庸医！！我本来还能睡得着觉，吃了你的药后反而彻底睡不着了！
庸医！骗子！
你就是个骗子，吃了你的药，我以前睡不着，现在一睡就醒了！庸医！

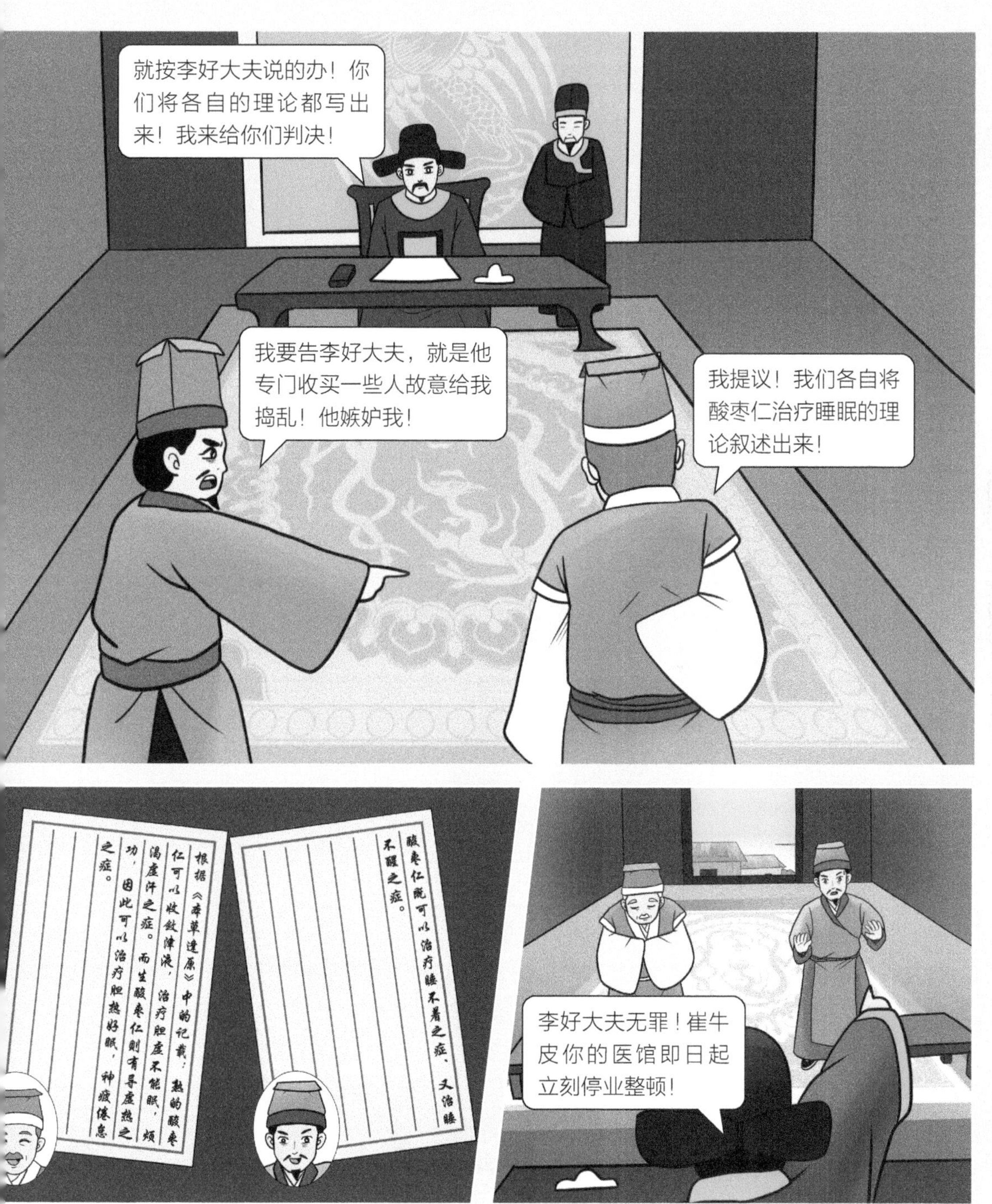
就按李好大夫说的办！你们将各自的理论都写出来！我来给你们判决！
我要告李好大夫，就是他专门收买一些人故意给我捣乱！他嫉妒我！
我提议！我们各自将酸枣仁治疗睡眠的理论叙述出来！
根据《本草逢原》中的记载：熟的酸枣仁可以收敛津液，治疗胆虚不能眠，烦渴虚汗之症。而生酸枣仁则有导虚热之功，因此可以治疗胆热好眠，神疲倦怠之症。
酸枣仁既可以治疗睡不着之症、又治睡不醒之症。
李好大夫无罪！崔牛皮你的医馆即日起立刻停业整顿！

为妈妈分忧的益母草

益母草是一年或二年生益母草属植物杂草，生长于中国、俄罗斯、朝鲜、日本、非洲、美洲等许多国家，因此有 50 多个名字。它喜欢阳光、温暖湿润的气候，但又不能有积水的土壤，在野地、路边、田埂、山坡草地、河边的向阳处最多，可生长在海拔高达 3400 米处。

单从益母草这三个字我们就可以看出，它是对女性身体非常有好处的一味中药。它能够活血调经、清热解毒、利尿消肿，是历朝历代的医家用来治疗妇科疾病的良药。它既能口服，又能研成细粉末和黄瓜汁、蜂蜜一起调匀敷在脸上，可以祛痘、滋润皮肤，起到美容养颜的效果，所以许多女性都很喜欢它。

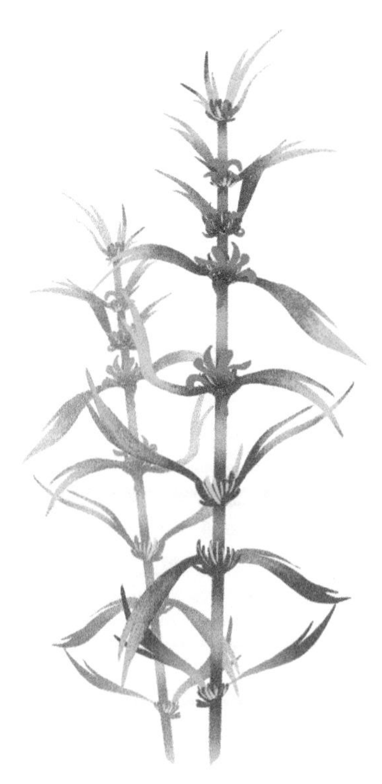

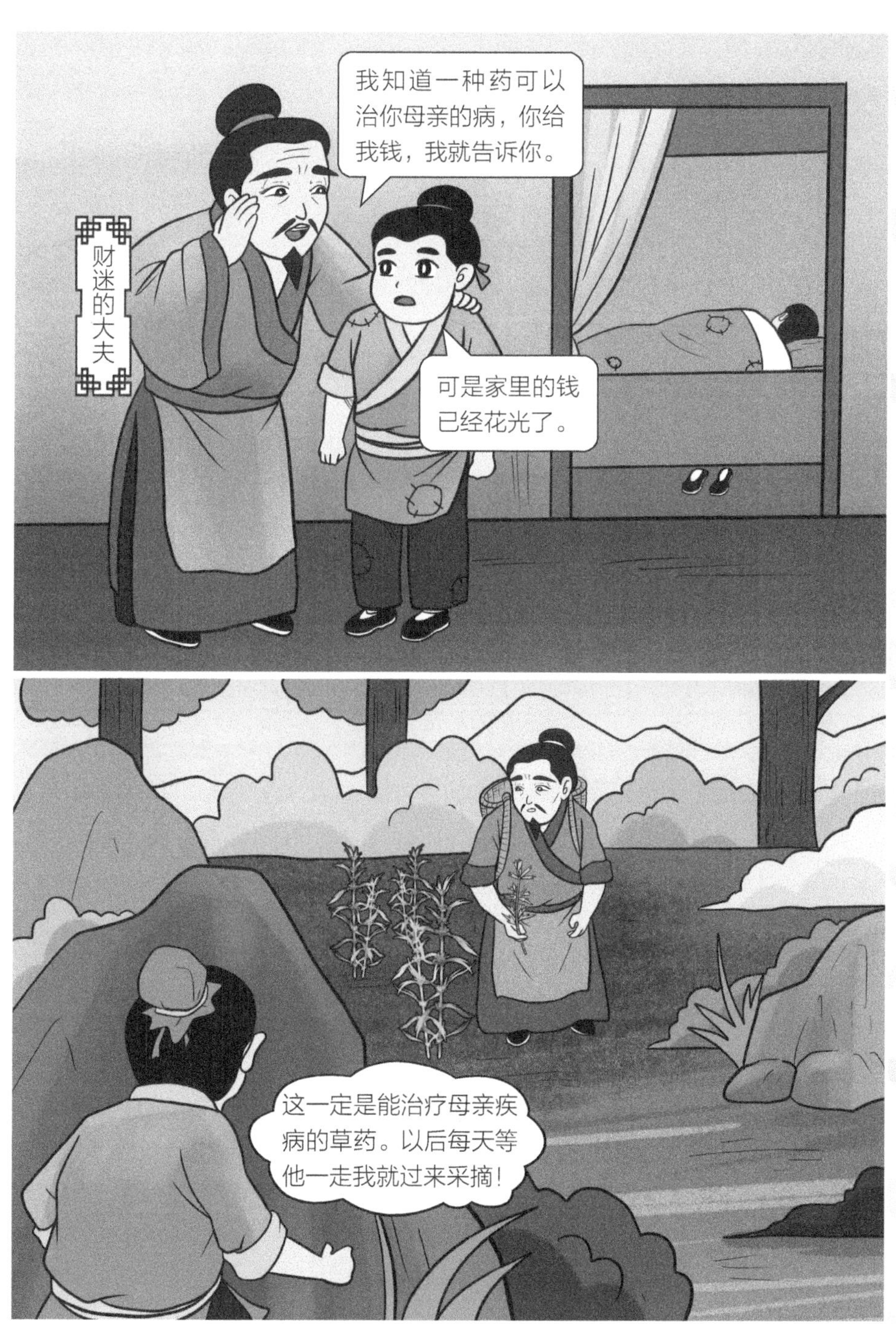
财迷的大夫
我知道一种药可以治你母亲的病，你给我钱，我就告诉你。
可是家里的钱已经花光了。
这一定是能治疗母亲疾病的草药。以后每天等他一走我就过来采摘！

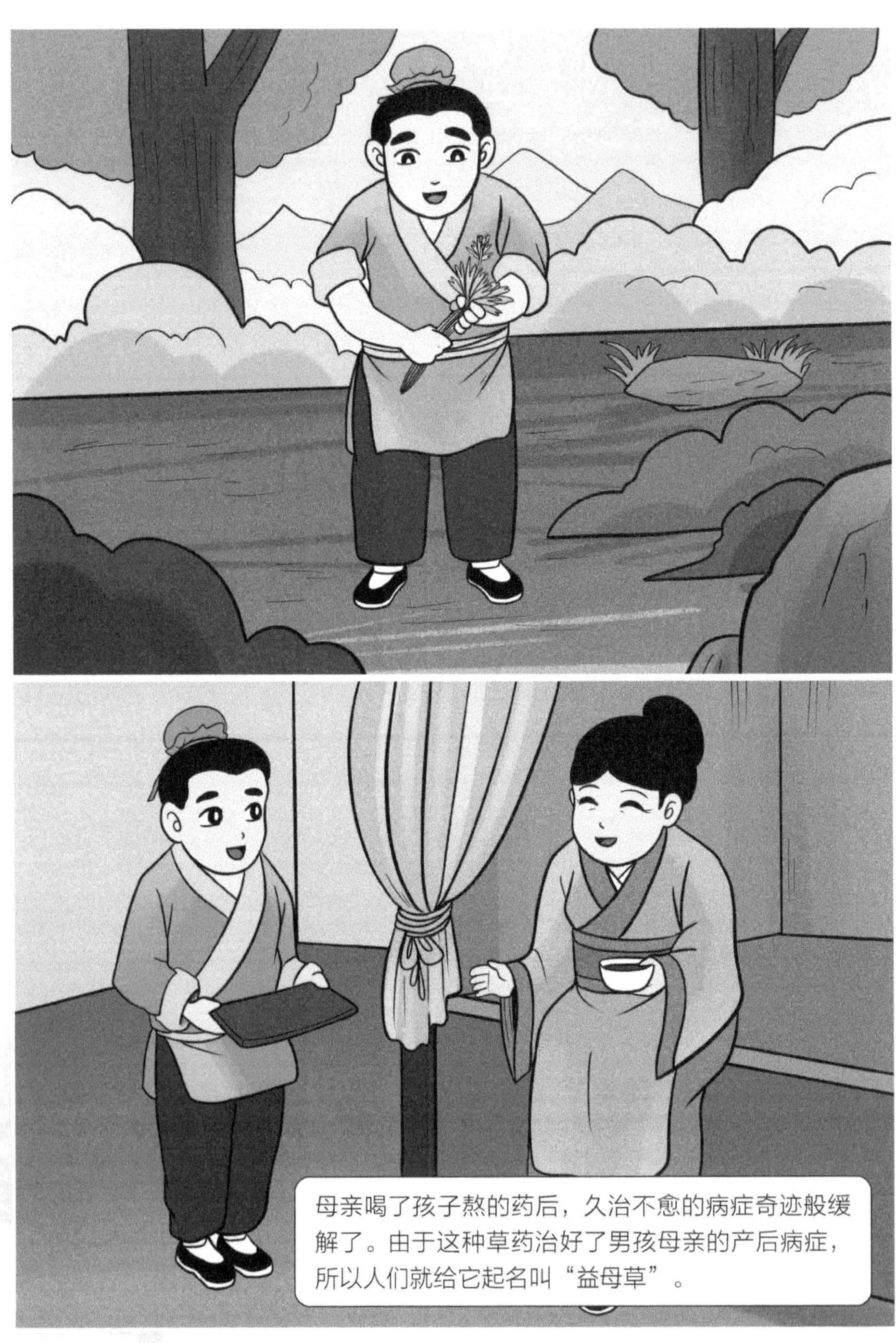
母亲喝了孩子熬的药后，久治不愈的病症奇迹般缓
解了。由于这种草药治好了男孩母亲的产后病症，
所以人们就给它起名叫“益母草”。

让人胆子大的远志

远志是多年生远志科草本植物，它的根皮可做药，多生长在我国的大部分地区，如海拔 200 ~ 2300 米的草原、山坡草地、灌木丛中，以及杂木林下。

单从名字上看，它是一味志向高远的中药。是的，它确实有安神定志的功效，可以治疗睡不着觉、爱做梦、丢三落四、咳嗽痰多等。

远志每次的用量是 3 ~ 10 克，常用的安全量是 4 ~ 5 克，如果用量过大就会出现恶心、呕吐，有胃炎、胃溃疡的人一定要在医生指导下服用。

由于远志味苦、辛，性温，所以用甘草水加工后可以减去它的温燥之气，缓和药性。用蜂蜜炙后可以减少对胃的刺激，增强止咳化痰的功效。

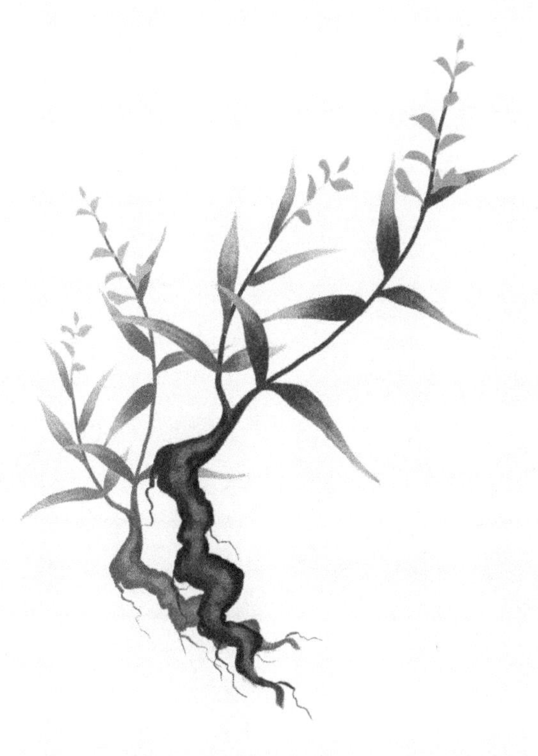

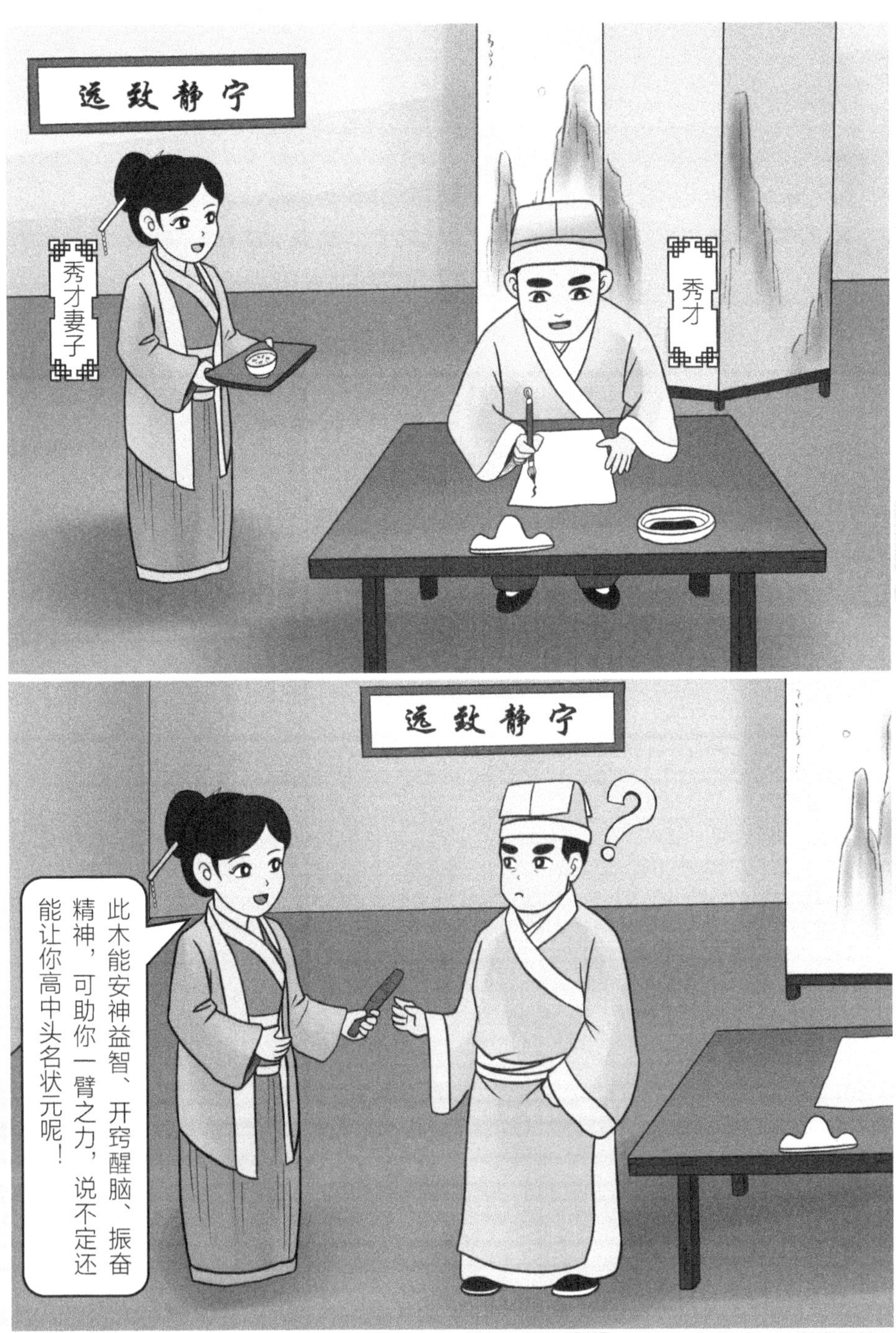

远致静宁
秀才妻子
秀才
远致静宁
此木能安神益智、开窍醒脑、振奋精神，可助你一臂之力，说不定还能让你高中头名状元呢！

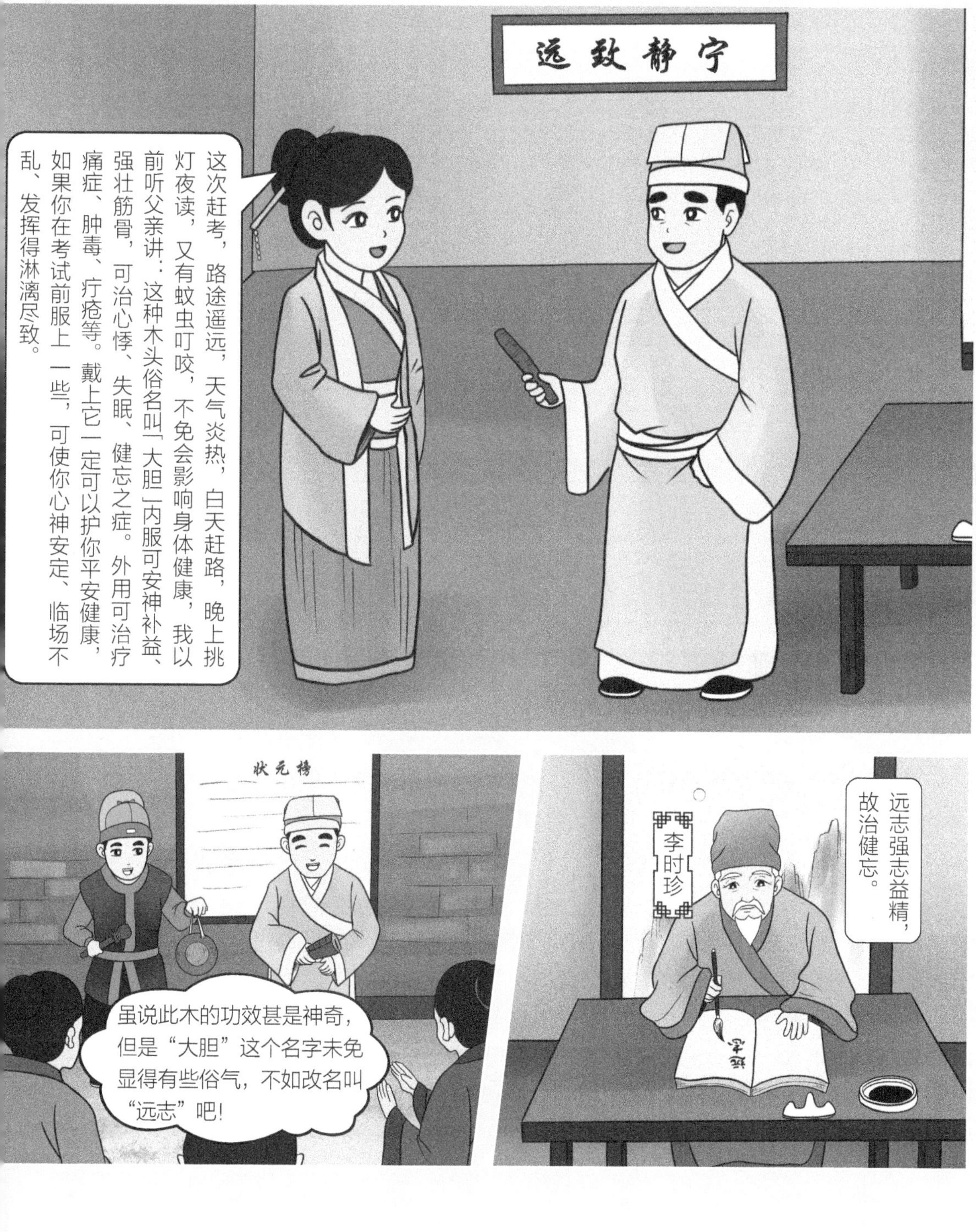

宁静致远

这次赶考，路途遥远，天气炎热，白天赶路，晚上挑灯夜读，又有蚊虫叮咬，不免会影响身体健康，我以前听父亲讲：这种木头俗名叫「大胆」内服可安神补益、强壮筋骨，可治心悸、失眠、健忘之症。外用可治疗痛症、肿毒、疔疮等。戴上它一定可以护你平安健康，如果你在考试前服上一些，可使你心神安定、临场不乱、发挥得淋漓尽致。

状元榜
虽说此木的功效甚是神奇，但是“大胆”这个名字未免显得有些俗气，不如改名叫“远志”吧！
李时珍
远志强志益精，故治健忘。

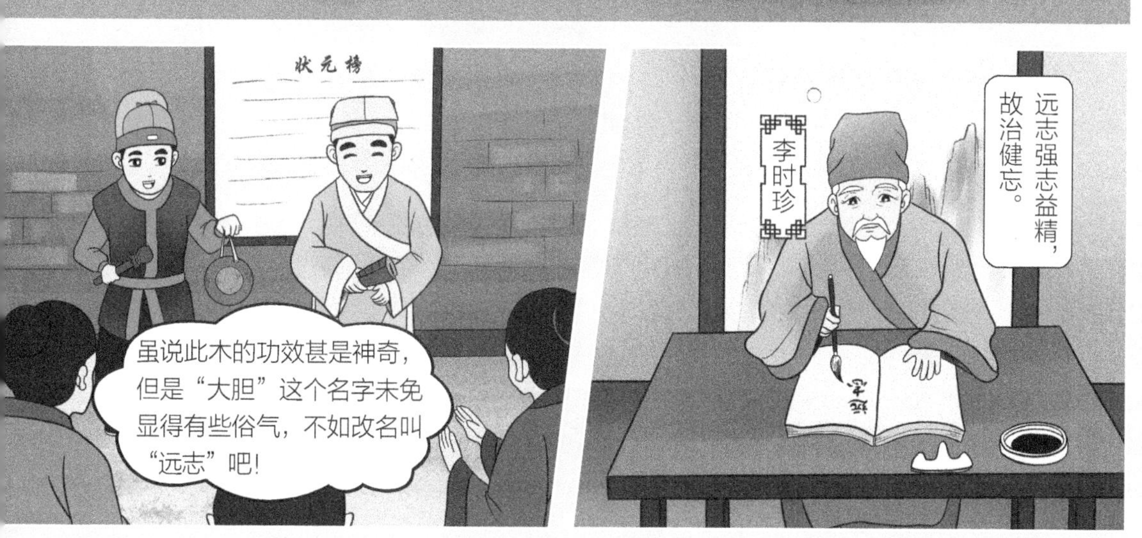

千挑万选而来的知母

知母是多年生草本植物的干燥根茎，在干旱少雨的荒山、荒漠、荒地上都能生存，中国各个地区都有栽培，河北省境内居多。

它主要具有助消化、止咳、祛火、补肾、通大便的作用。但脾胃虚寒、容易腹泻的人，建议不要吃它。吃饭不易消化及不爱吃饭的人要禁食。

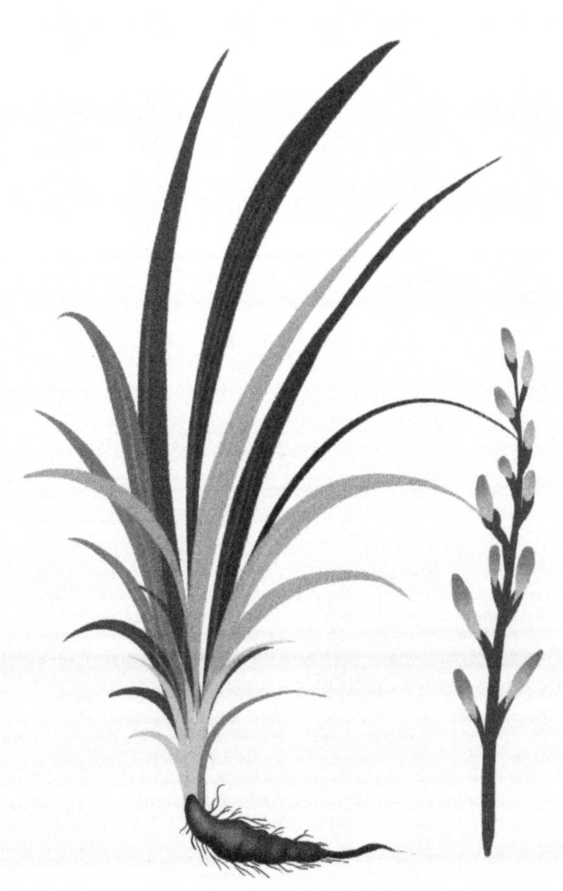

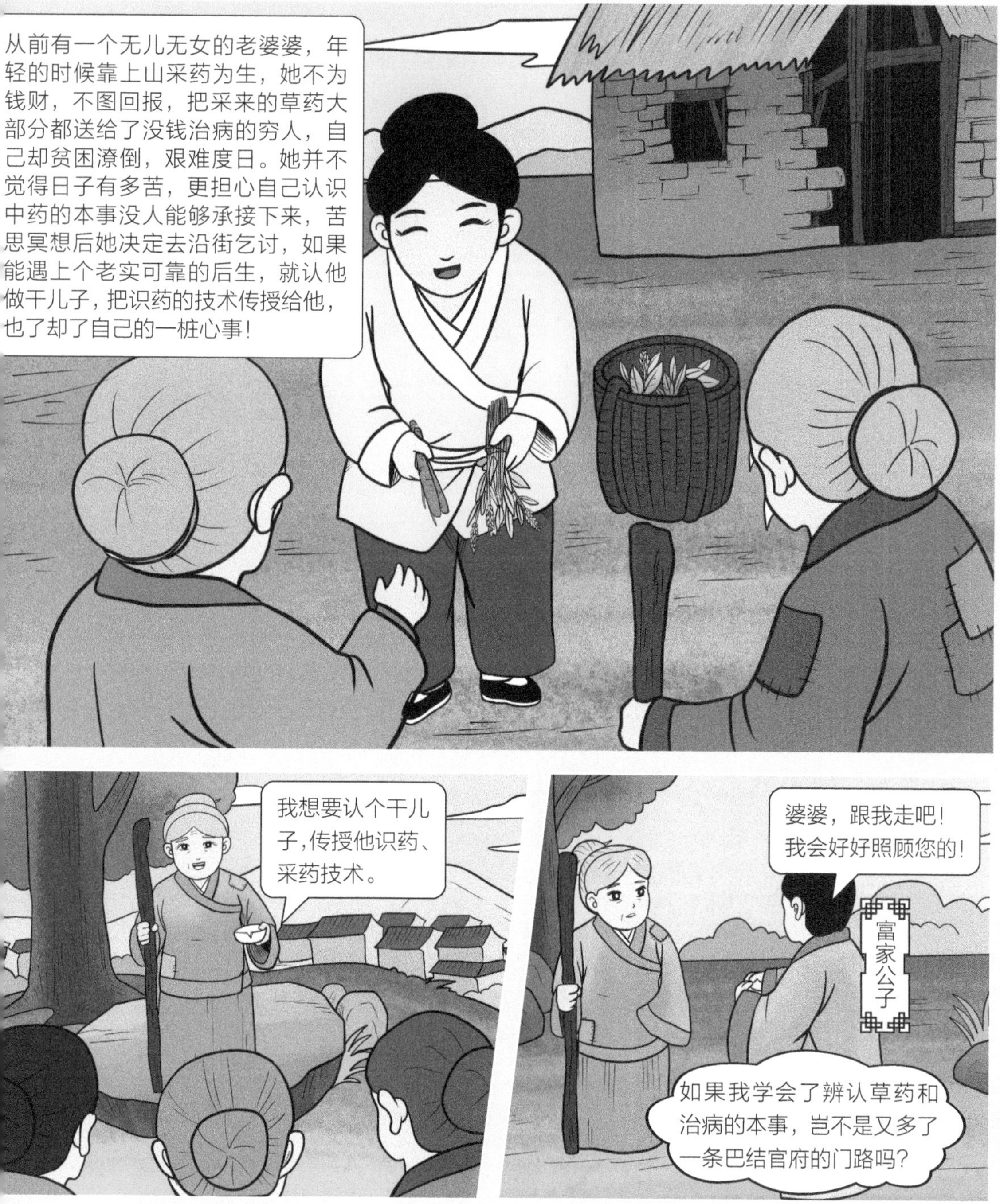

从前有一个无儿无女的老婆婆，年轻的时候靠上山采药为生，她不为钱财，不图回报，把采来的草药大部分都送给了没钱治病的穷人，自己却贫困潦倒，艰难度日。她并不觉得日子有多苦，更担心自己认识中药的本事没人能够承接下来，苦思冥想后她决定去沿街乞讨，如果能遇上个老实可靠的后生，就认他做干儿子，把识药的技术传授给他，也了却了自己的一桩心事！

我想要认个干儿子,传授他识药、采药技术。
婆婆，跟我走吧！我会好好照顾您的！
富家公子
如果我学会了辨认草药和治病的本事，岂不是又多了一条巴结官府的门路吗？

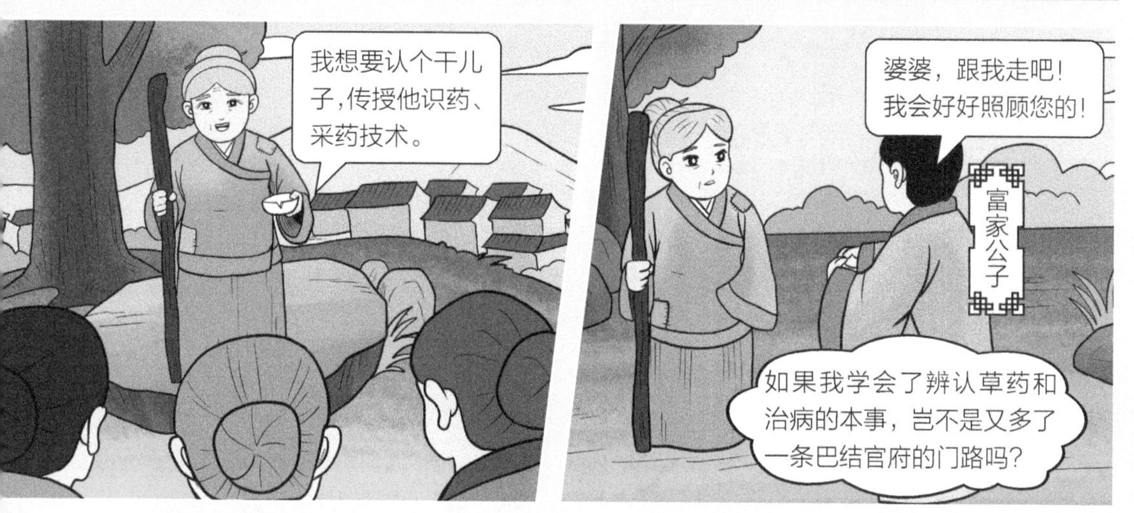

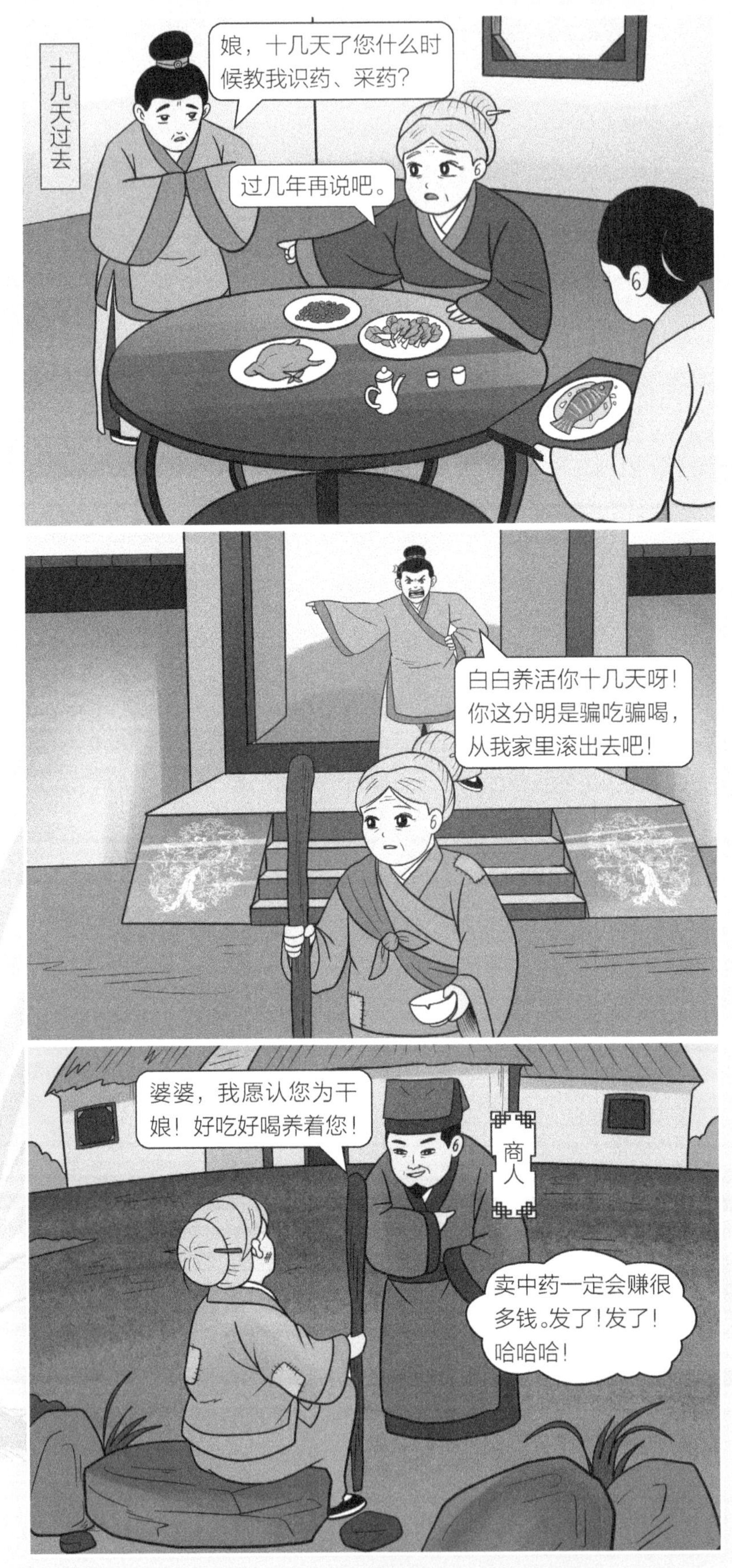

十几天过去
娘，十几天了您什么时候教我识药、采药？
过几年再说吧。
白白养活你十几天呀！你这分明是骗吃骗喝，从我家里滚出去吧！
婆婆，我愿认您为干娘！好吃好喝养着您！
商人
卖中药一定会赚很多钱。发了！发了！哈哈哈！

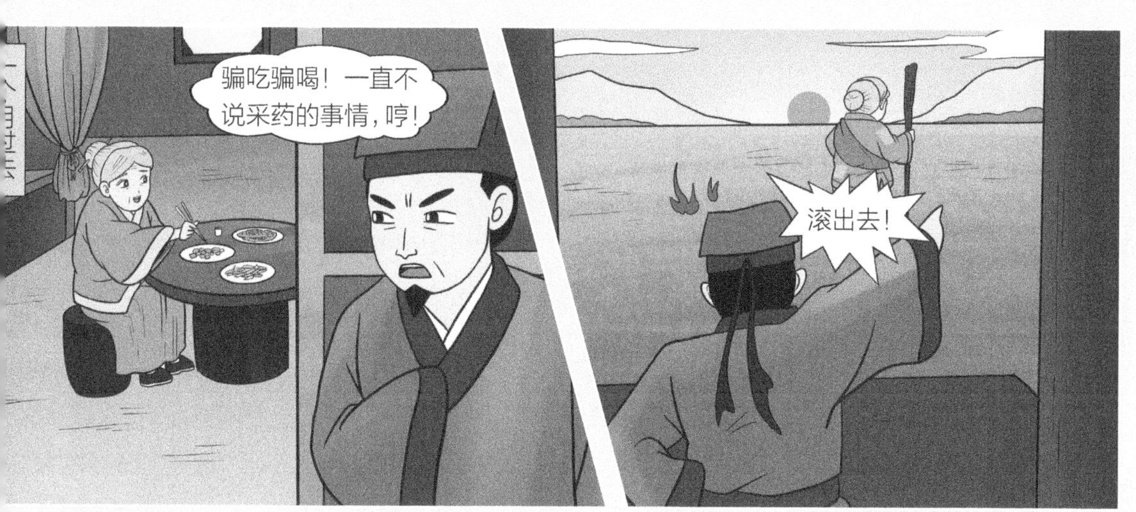

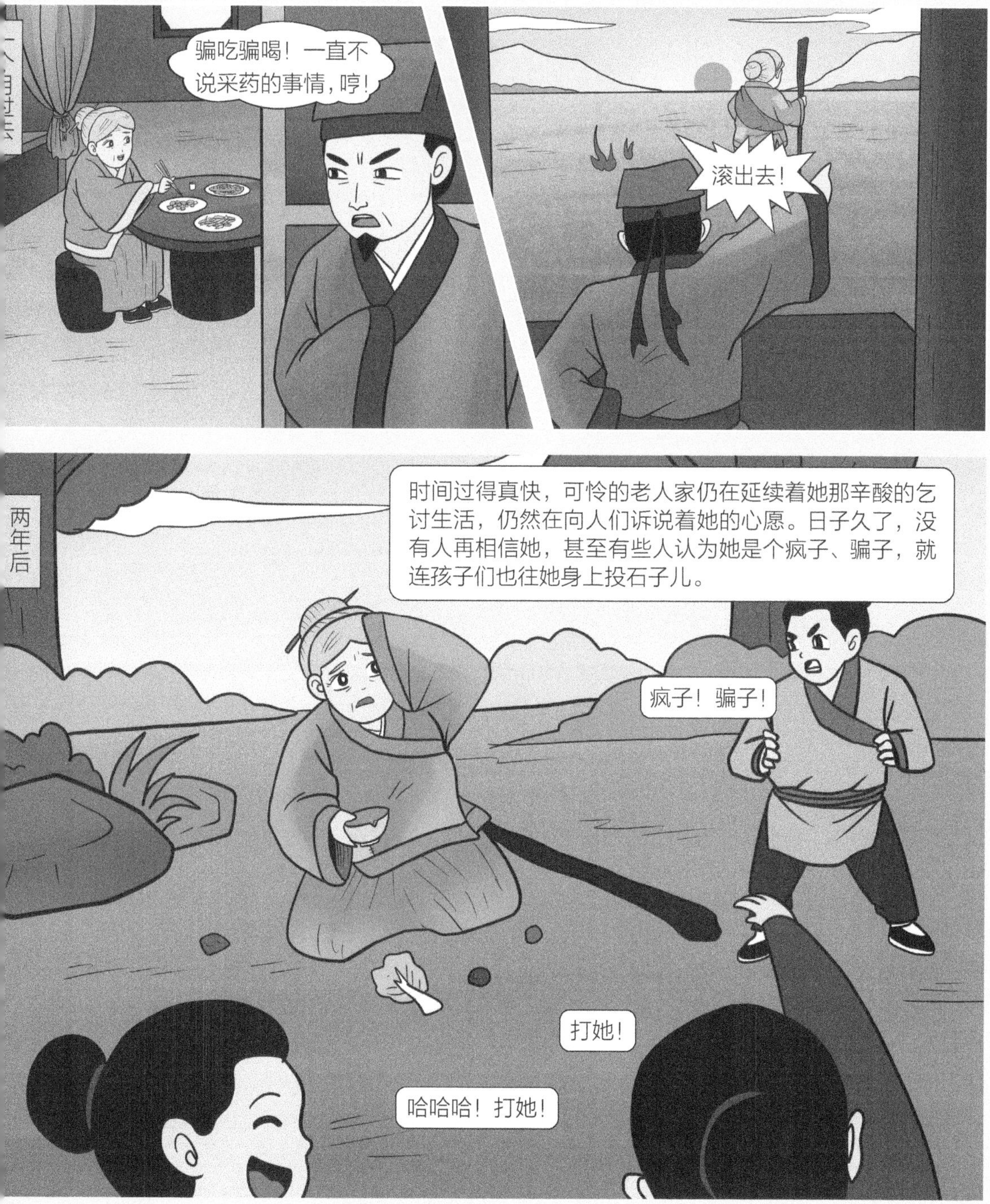

两年后

时间过得真快，可怜的老人家仍在延续着她那辛酸的乞讨生活，仍然在向人们诉说着她的心愿。日子久了，没有人再相信她，甚至有些人认为她是个疯子、骗子，就连孩子们也往她身上投石子儿。

疯子！骗子！

打她！

哈哈哈！打她！

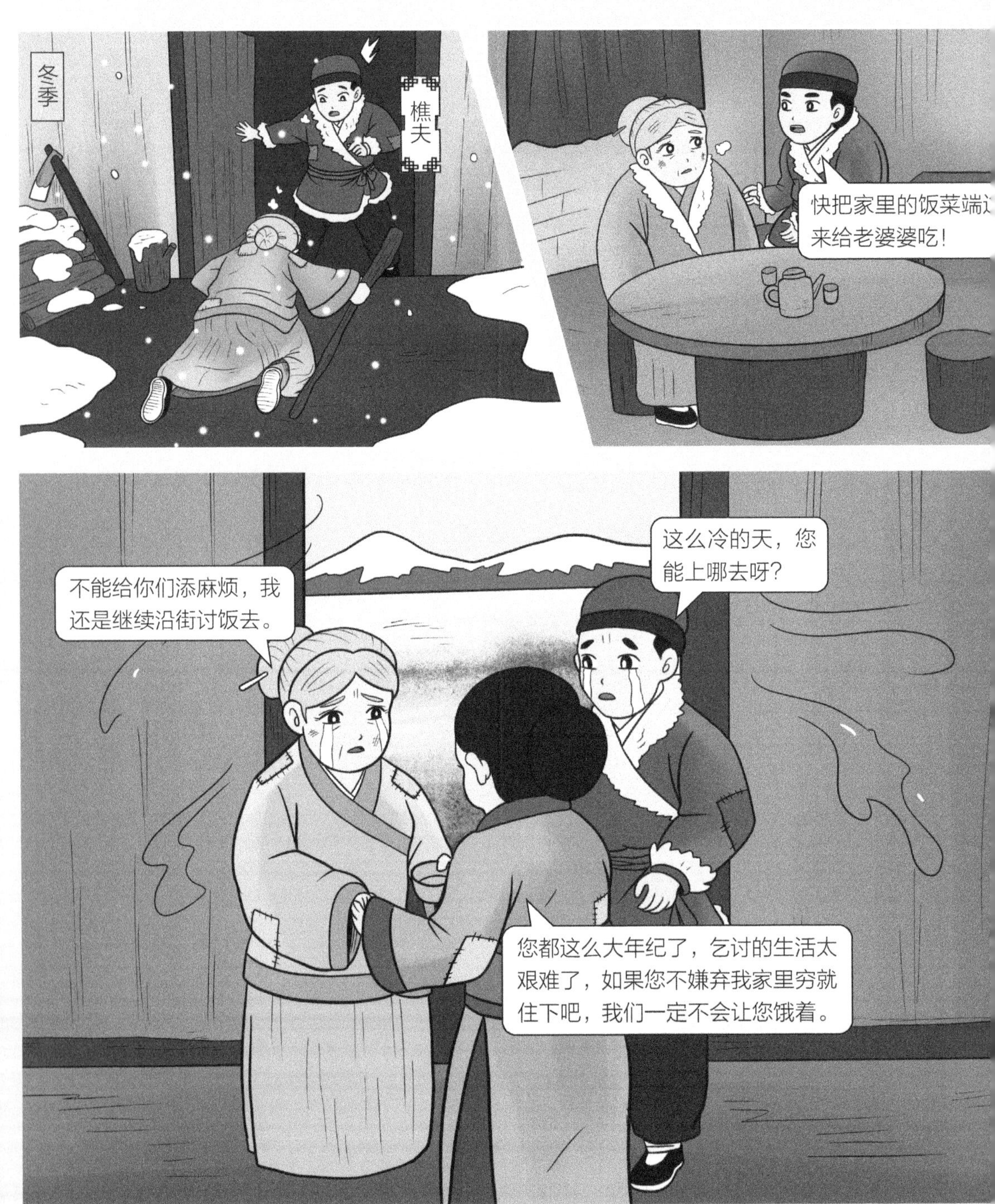
冬季
樵夫
快把家里的饭菜端
来给老婆婆吃!
这么冷的天，您能上哪去呀?
不能给你们添麻烦，我还是继续沿街讨饭去。
您都这么大年纪了，乞讨的生活太艰难了，如果您不嫌弃我家里穷就住下吧，我们一定不会让您饿着。

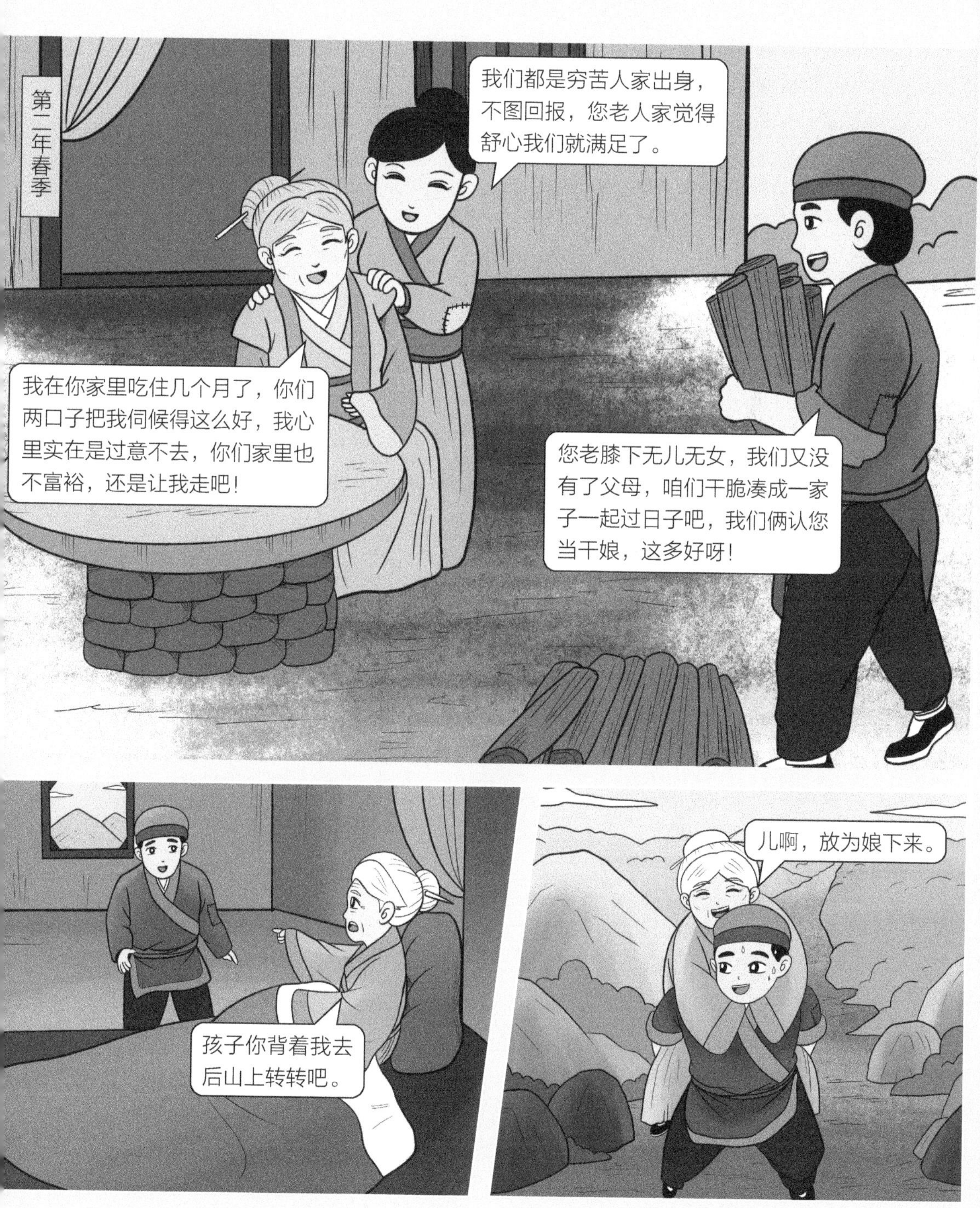
第二年春季
我们都是穷苦人家出身，不图回报，您老人家觉得舒心我们就满足了。
我在你家里吃住几个月了，你们两口子把我伺候得这么好，我心里实在是过意不去，你们家里也不富裕，还是让我走吧！
您老膝下无儿无女，我们又没有了父母，咱们干脆凑成一家子一起过日子吧，我们俩认您当干娘，这多好呀！
孩子你背着我去后山上转转吧。
儿啊，放为娘下来。

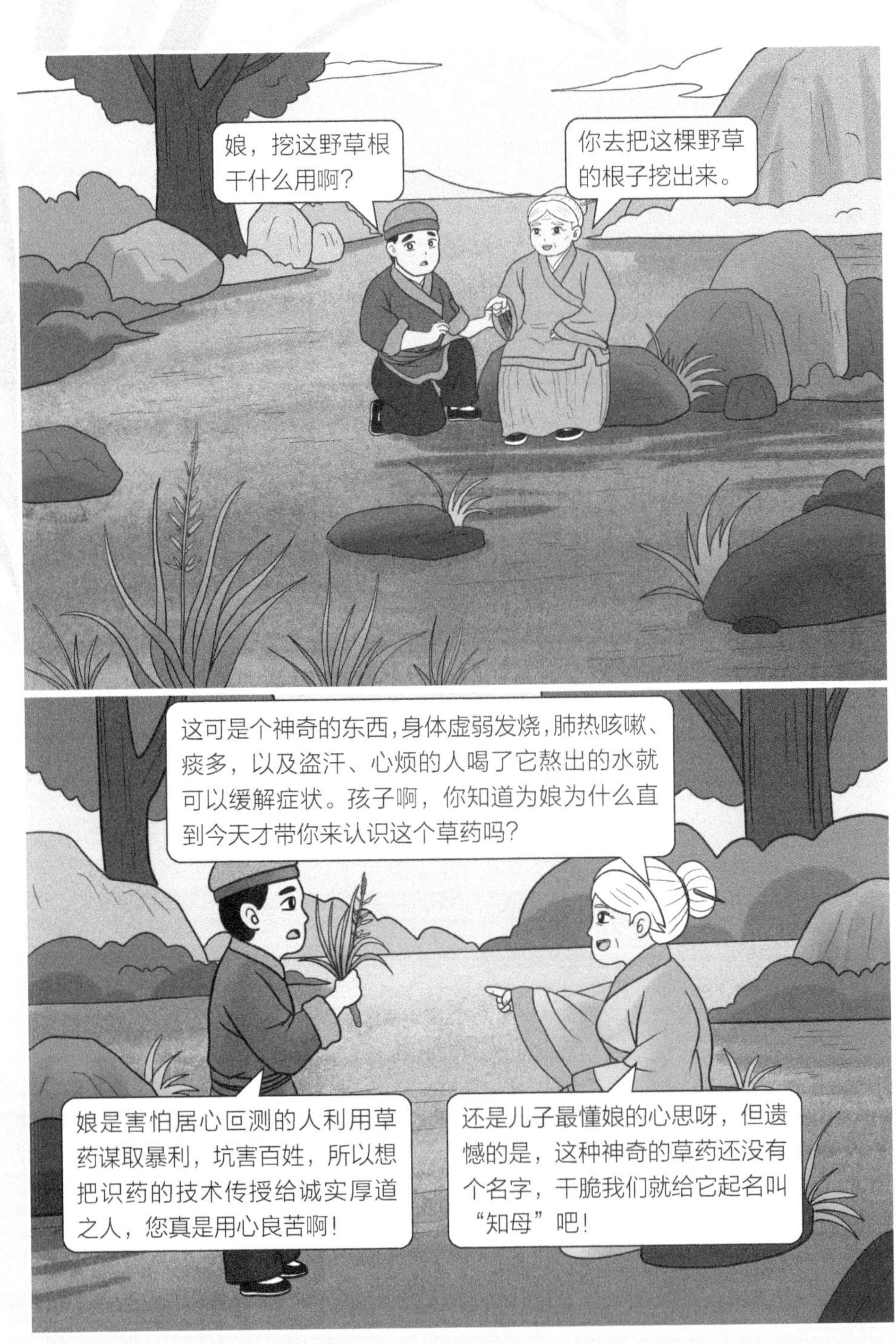
娘，挖这野草根
干什么用啊？
你去把这棵野草
的根子挖出来。
这可是个神奇的东西，身体虚弱发烧，肺热咳嗽、
痰多，以及盗汗、心烦的人喝了它熬出的水就
可以缓解症状。孩子啊，你知道为娘为什么直
到今天才带你来认识这个草药吗？
娘是害怕居心叵测的人利用草
药谋取暴利，坑害百姓，所以想
把识药的技术传授给诚实厚道
之人，您真是用心良苦啊！
还是儿子最懂娘的心思呀，但遗
憾的是，这种神奇的草药还没有
个名字，干脆我们就给它起名叫
“知母”吧！